西 南 财 经 大 学 人 口 研 究 成 果

四川省统计局
西南财经大学　四 川 省 人 口 与 发 展 数 据 实 验 室 资 助 出 版

中国流动人口的
健康损耗：现象及机制

ZHONGGUO LIUDONG RENKOU DE
JIANKANG SUNHAO:
XIANXIANG JI JIZHI

孙　楠 / 著

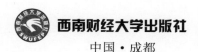

西南财经大学出版社

中国·成都

图书在版编目(CIP)数据

中国流动人口的健康损耗:现象及机制/孙楠著.—成都:西南财经大学
出版社,2024.3
ISBN 978-7-5504-6091-1

Ⅰ.①中… Ⅱ.①孙… Ⅲ.①流动人口—健康状况—研究—中国
Ⅳ.①R197.1

中国国家版本馆 CIP 数据核字(2024)第 009692 号

中国流动人口的健康损耗:现象及机制

孙　楠　著

策划编辑:何春梅　肖　翀
责任编辑:肖　翀
责任校对:周晓琬
封面设计:墨创文化
责任印制:朱曼丽

出版发行	西南财经大学出版社(四川省成都市光华村街 55 号)
网　　址	http://cbs.swufe.edu.cn
电子邮件	bookcj@swufe.edu.cn
邮政编码	610074
电　　话	028-87353785
照　　排	四川胜翔数码印务设计有限公司
印　　刷	成都市火炬印务有限公司
成品尺寸	170mm×240mm
印　　张	10
字　　数	165 千字
版　　次	2024 年 3 月第 1 版
印　　次	2024 年 3 月第 1 次印刷
书　　号	ISBN 978-7-5504-6091-1
定　　价	68.00 元

前　言

　　人口流动既是我国重要的社会经济特征，也是影响广泛而深远的地理过程。在流动过程中，流动人口的健康状况发生了什么样的变化？这些变化何以发生？这不仅关系着广大流动人口的福祉水平，也关系着"健康中国"战略的有效实施。流动人口为我国社会发展与经济建设做出的巨大贡献，是否以其健康的牺牲为代价，更关乎着社会发展的公平性。本书整合了健康的社会决定因素理论和生命历程理论，详细剖析了生命历程理论的时间观、累积劣势理论以及累积不平等理论，在解析流动时间对于流动人口健康影响的基础上，进一步探讨了流动人口健康损耗的异质性、所受到的调节效应以及作用机制。

　　第一，描述性分析发现，近年来我国流动人口健康状况总体上有所改善，预期寿命和健康预期寿命增加，自评健康水平提高。尽管性别健康差异近年来有所减小，但基于大部分健康指标的结果仍然表明，女性流动人口的健康状况差于男性流动人口。此外，我国流动人口健康状况存在较为明显的学历分化，这种梯度模式主要反映于较低学历层次。

　　第二，流动过程对于流动人口来说具有风险累积的性质，流动人口的健康状况在流动过程中发生损耗，且随着流动时间增加，流动人口相对本地居民的健康优势会转为劣势。与此同时，流动人口健康风险的累积还具有不均等性。在个体生命历程中，较晚的流动时机对于流动人口健康具有保护作用。在较为年轻的出生队列中，流动人口的健康损耗更加严重。各类资源禀赋对于流动人口的健康损耗具有调节作用，但调节方向及程度会因不同的资源类型、健康指标以及流动者性别而异。

　　第三，流动过程相对流动人口健康而言的风险累积性质，与结构性因素作用下流动人口在流入地的劣势处境有关。流动人口在社会心理、就业质量以及可及资源等方面的劣势处境，通过塑造流动人口工作生活环境的具体特征，影响流动人口的行为模式，以及改变流动人口的心理感受等具体路径，与不良健康结局发生关联。最终，随着流动时间的推移，劣势处境形成一系列不利事件和经历的堆积，从而产生流动过程中的健康损耗。

为此，笔者提出，抑制流动人口的健康损耗可从以下方面着手：第一，将健康干预的端口前移，优化流动人口的社会生活体验，推动建设流动人口友好型的制度环境和社会环境；第二，提高流动人口自身的禀赋要素，从个体、社区、社会三个层面强化流动人口的资源积累，增加其应对健康风险的弹性；第三，识别不同特征流动人口的健康风险和健康需求，在促进该群体整体健康状况的政策导向下，向流动人口中的健康弱势群体予以更多倾斜。

孙楠

2023 年 12 月

目　录

第一章　绪论

自户籍制度对人口流动的严苛限制被打破以来，中国在短短四十多年的时间里经历了从"乡土中国"到"流动中国"的转变。一方面，大规模的人口空间流动是我国重要的社会变迁与人口态势之一。另一方面，在从乡野到城镇、田间到工厂、内陆到沿海的转换中，流动者通过个体生命书写着中国的社会经济进程。本书以流动人口的健康作为研究切入点，旨在在人口流动与倡导"全民健康"的大背景之下，研究个体在流动过程中的"得"与"失"，以期透过人口流动加强对城镇化健康效应的理解。

本章的目的在于梳理我国流动人口健康议题的生成逻辑和现实背景，为读者理解本书的研究内容进行铺垫。

第一节　研究背景

从 1982 年第三次全国人口普查到 2020 年第七次全国人口普查，我国流动人口的规模从近 700 万增长至 3.76 亿，其占总人口比重也从 0.7% 增长至 26.7%。我国人口流动日趋活跃这一现象，反映出经济发展、产业结构调整以及户籍制度改革等因素的力量。流动人口构成我国快速城镇化进程和社会经济发展的重要动力，在新型城镇化的发展规律下可以预见，我国的人口流动现象还将持续活跃下去。

对于流动中的个体来说，流动不仅意味着个体居住空间的变化，更意味着一系列社会经济要素在流入地的重构。外出务工虽然增加了流动人口的就业机会、改善了流动人口的收入状况、增进了家庭整体福祉，但同时也将流动人口置于一定的劣势处境。在较长一段时间内，由于户籍身份与福利体系相挂钩，流动人口难以享受到和本地居民相同的公共服务，两类群体产生了显著的分化。尽管这种制度隔阂随着属地管理的加强而弱化，且公共服务也在有序向非户籍人口覆盖，但流动过程中仍存在的隐性壁垒，常使流动人口处于边缘化的身份地位，并在劳动力市场遭受歧视，流动人口进入某些行业的障碍由此产生。此外，我国流动人口以农村外出劳动力为主，这一群体面临着"城乡"之分和"内外"之别的双重冲击。健康的社会决定因素理论认为，在疾病模式已经转变的今天，健康状况愈发受到社会经济因素的影响。那么，劣势处境中的流动者，其健康状况是否在流动过程中发生损耗，则兼具学术和现实意义。

从现实意义的角度来说，流动人口的健康状况具有明显的溢出效应。作为我国劳动力市场的重要构成因素，流动人口的人力资本水平对于中国社会的发展前景具有重大影响，而健康又是流动人口人力资本的重要表现。可以说，流动人口的健康状况直接关系到我国占非农就业半数以上的劳动力的健康素质。与此同时，流动人口的健康状况还是影响其就业机会、收入水平以及社会融合的关键因素（于大川和赵小仕，2016；Kang et al.，2022）。正因为健康状况是决定流动人口劳动力市场表现的关键因素，并对流动人口生存发展的诸多方面产生影响，因此，对于未发生流动的人口来说，健康状况还会影响其流动决策，构成其是否外出的先决条件。从这个角度来说，健康是流动人口"走出去"和"留下来"的重要影响因素，因此，流动人口健康也就成为实现人的城镇化的要素之一。

此外，流动人口的健康还关乎社会发展的公平性问题。我国几十年来经济快速发展的成就与流动人口息息相关。人口流动通过生产要素在空间上的重新配置，在宏观层面上带动了产业结构的转型和升级，推动了区域经济社会的发展；在微观层面上促进了流动人口人力资源的增值，通过增加收入以及扩大就业机会，提高了流动人口及其家庭的整体福利水平。此外，区域间人口、土地、资金、技术等要素的流通与互动，也进一步促使生活方式和思维方式的进步。从这个角度来说，城镇化为改善人口健康水平创造了诸多条件。但对于流动人口来说，城镇化的健康风险问题也同样突出。一是，从乡村到城市的地理空间转移，会使流动人口暴露在更多的环境污染中。二是，在地理空间转换的同时，流动人口还会经历较为剧烈和明显的制度环境变革。此外，我国区域间、城乡间经济发展不平衡的现实情况，可能会加剧流动人口对不公感和剥夺感的觉知。在为国家经济建设和社会发展做出重要贡献的同时，流动人口是否以牺牲其健康为代价？对于这个问题的回答，事实上关乎着社会发展的公平性。

从战略层面来说，推进健康中国的重点工作之一就是重视和解决流动人口的健康问题。流动人口的健康问题之所以在国家战略层面上被强调，主要有以下原因。一是流动人口这一群体数量规模庞大，占据总人口相当的比例。二是与流动过程相关的社会经济生活以及制度环境，使流动人口面临突出和特殊的健康风险，较为典型的如医疗卫生服务利用程度不足、健康意识缺乏、传染性疾病和职业病的发生风险较高等。三是流动人口的群体异质性不断强化，流动女性、流动儿童、流动老人以及城际流动人口等群体逐渐增加。这意味着，一方面，一些弱势群体的健康劣势可能在流动过程中进一步凸显；另一方面，不同群体的健康风险和健康需求使得流动人口的健康问题愈加复杂。四是流动性较强这一特征增加了对流动人口进行监测和管理的难度，而监测和管理是社区和社会层面促进人口健康的重要基础。

长期来看，人口的迁移流动仍然是经济社会发展的必然趋势，但当今是一个人口流动性与社会风险并存的时代，人口的高度流动性在客观上构成了风险集聚和扩散的外在环境，将风险复杂化和集聚化。尽管控制健康风险的传播与扩散，其根本途径并不在于限制人口流动，但在高风险社会形态下，在全球范围内，无论是国际移民还是国内流动人口，其本身的一些社会经济特征，增加了其在应对风险时的脆弱性。迁移流动人口更可能面临贫困和失业等现实问题，而脆弱性的叠加，强化了他们对健康风险的抵御能力（Horner et al., 2022）。从这个角度来说，评估人口流动所带来的疾病负担以及流动人口所面临的健康挑战，愈发具有现实意义。

第二节　数据来源

本书主要基于微观层面的大型社会调查数据进行分析和研究。下面将对这些数据进行介绍。

第一，中国家庭追踪调查数据。中国家庭追踪调查（China family panel studies，CFPS）是由北京大学中国社会科学调查中心实施的一项全国性社会跟踪调查。数据样本覆盖全国 25 个省份，调查对象包含样本家庭中的全部家庭成员。自 2010 年起，CFPS 每两年开展一次调查访问，目前已积累了六轮调查数据。CFPS 收集了包括个体、家庭及社区三个层次在内的经济活动与非经济活动数据，较好地反映了中国居民在人口、社会、经济、教育和健康等方面的特征及变迁。本书在第三章关于流动人口健康状况的描述中使用了 CFPS 数据。使用该数据的原因在于以下两点。其一，由于《中国卫生健康统计年鉴》等资料中并没有专门针对流动人口的健康统计，因此针对流动人口健康状况的描述目前只能基于微观调查数据；而在现有的微观调查数据中，CFPS 同时满足"样本覆盖各年龄段"以及"提供样本的死亡信息"两个条件，因此可以展开预期寿命和健康预期寿命的测算。随后，考虑到健康状况分析的数据一致性，因此，对于其他健康指标的分析也沿用 CFPS 数据。其二，CFPS 数据的追踪时间较长，在反映不同时期我国流动人口健康状况的特征方面具有一定优势。

第二，流动人口动态监测调查数据。流动人口动态监测调查（China migrants dynamic survey，CMDS）是国家卫生健康委员会自 2009 年起进行的大规模全国性流动人口抽样调查，调查覆盖全国 31 个省份和新疆生产建设兵团，访问内容不仅涵盖流动人口及其家庭成员的基本情况，还包括流动特征、流入地社会经济生活等相关信息。CMDS 在常规调查外，还进行了一系列专题调查。本书在第五章、第六章的分析中采用了 CMDS2017 年的调查数据；在第五章的稳健性检验部分采用了 CMDS2017 的专题调查数据。在数据整理过程中，本书删除了重要变量数值缺失或异常的样本。需要说明的是，按照国家统计局口径，流动人口被定义为流动半年及以上的人口，其主要目的在于排除一些因求学、入伍、出差等特殊原因而发生流动的暂时流动人口。CMDS 针对的是在本地居住一个月及以上的流动人口，尽管相较国家统计局口径，其对流动时间的界定更短，但在调查时 CMDS 已将调查对象限定为来本地目的以"生活、工作为主"的流动人口，即已排除了具有特殊流动原因的暂时流动人口。此外，CMDS2017 数据中流动时间在一个月以上而未满半年的样本占据了全体样本的 8.3%，直接删除这些样本可能有损样本的代表性，因此本书保留了这部分样本。

第三，本书质性研究部分的数据来自笔者于 2022 年 10 月至 12 月对 13 名流动人口的深度访谈。这 13 名受访者主要来自上海市、江苏省苏州市、宁夏回族自治区银川市三地。访谈多在受访者的工作地或家中进行，每位受访者接受访谈的时长为 1~3 小时。经受访人同意，笔者对访谈内容进行了录音。在访谈结束后，笔者还通过电话和微信与部分受访者取得联系，以补充和追加信息。访谈的文稿为质性研究的主要资料来源。为遵循学术规范，笔者使用编号对所有个案进行匿名化处理，编号依据为接受访谈的时间顺序；仅呈现市级及以上行政单位的真实名称。

第二章 文献回顾与理论基础

本章主要对迁移流动人口健康损耗的经典理论和国内外相关研究文献进行梳理与评述。第一，本章对流动人口、健康及健康损耗等研究变量的概念和内涵进行界定，并对流动人口健康损耗的研究范式进行概述。第二，对迁移流动人口健康状况的基本形态、迁移流动人口的健康损耗现象及形成机制、影响迁移流动人口健康状况的其他因素等内容进行回顾。其中，迁移流动人口的健康损耗现象及形成机制是重点回顾内容。在文献回顾后，本章还对当前研究存在的不足和局限进行归纳。第三，引入并整合健康的社会决定因素理论以及生命历程理论，构建本书的分析框架，并综合文献评述与理论框架提炼出本书的研究问题。

第一节 概念界定

一、流动人口

从广义来讲，人口流动是指人口在两个地区之间发生空间移动的行为。但在我国，人口流动的概念不同于国际社会所常用的人口迁移的概念。尽管从人口流动的本意来看，人口流动包含人口迁移，但由于户籍制度的存在，这两个概念又有一定区别。在统计口径上，伴随着户籍管理关系转移的人口流动被称为人口迁移，而不伴随户籍管理关系转移的人口流动才被称为人口流动。因此，迁移人口是指户籍发生变动的人口，而流动人口是指户籍地和居住地相分离的人口。更为确切地，流动人口也可被称为非户籍人口。可以说，流动人口是我国户籍制度下的一个特殊群体。

20世纪80年代，流动人口在进入研究视野之初，泛指常住户籍地之外的所有人口，包括长期居住和短期逗留的非户籍人口（张庆五，1986）。

之后，流动的空间标准和时间标准也逐渐成为流动人口的界定依据。以国家统计局口径为主，人口普查对流动人口的定义是离开户口所在县（市、区）半年以上的人口，这一统计口径为学界所广泛采用。这意味着，在统计意义上，流动人口的空间属性和时间属性都有了明确的界定：一是空间上，为跨县（区）或跨省流动；二是时间上，在户口所在地以外的地区居住半年以上。这也是当前学界和统计口径所广泛采用的标准。

除上述对空间、时间、户籍的相关界定外，还有研究强调了流动目的。从狭义来讲，流动人口特指在户籍未发生变迁的情况下，自发到非户籍地从事务工、经商、社会服务等各种社会经济活动的群体，排除了旅游、上学、访友、探亲、从军等情形（杜凤莲和高文书，2004）。需要说明的是，由于国际研究只有"人口迁移""移民"等概念，因此在本章后续的文献回顾部分，会以"迁移流动""迁移流动人口"作为统称。

二、健康与健康损耗

（一）概念界定

人们对于健康概念的认识随着社会经济发展水平的提升而不断丰富和扩展。在医学科学兴起之初，人们认为"健康"就是"没有疾病"（Larson，1991），这是一种基于生物医学模式的单维健康观。随着生物—心理—社会这一医学模式的兴起，人们对于健康产生了更加多维的认识。按照世界卫生组织的定义，健康"不仅仅是没有疾病或者不虚弱，而是躯体、精神、社会功能处于一种完满的状态"。世界卫生组织关于健康的这一定义突破了传统的生物医学模式的局限，并为健康概念的深层次研究与健康测量评价技术的发展奠定了基础。

健康损耗则是健康这一概念的动态化，反映的是健康状况在时间维度上的一种下降趋势。区别于衰老这种生理规律驱动下的健康变化，在实际研究中，健康损耗这一概念更多着眼于"外因"对健康所造成的影响，因此健康损耗在一些研究中也被称为健康风险、健康冲击。

（二）测量方式

基于健康概念的复杂性和多维性，学界通常采用多指标对健康状况进行测量。健康测量指标选取标准包括如下几个方面：一是指标应对其所反映的健康维度具有信度和效度；二是指标应清楚而有条理，以便于解释和比较；三是指标数据能够从国家、地方的卫生和健康机构中获取或开发；

四是指标应具有代表性，可以单独使用或联合其他指标使用（武留信 等，2010）。由于健康既是一种群体现象，又是一种个体现象，因此对于健康的测量也应包括这两个层面。

第一，群体健康水平。群体健康指的是某一特定人群的整体健康状况，在一些研究中也被称为公共健康。群体健康的测量大多采用生物医学指标，从死亡情况和疾病情况来考察。根据《中国卫生健康统计年鉴》，最常采用的是死亡率、发病率和预期寿命指标。死亡率是指某特定群体在一定时期内死亡人数占总人数的比例，常用指标有婴儿死亡率、儿童死亡率、孕产妇死亡率等。发病率是一定时期内人群中发生某类疾病的患者数量与总人数的比例，常用指标有慢性疾病发病率、两周患病率、传染疾病发病率等。预期寿命是在基于一定年龄死亡率的前提下，对该年龄组人群平均生存年数的估计。这些宏观层面上的指标能够较为客观地反映群体健康水平，并常用于国家和地区之间的比较。这为本书在描述流动人口总体健康状况时的指标选取提供了依据。

第二，个体健康水平。由于本书主要从微观视角对流动人口的健康损耗进行考察，因此所关注的也正是个体层面上的健康水平。有研究认为，从测量的角度来看，个体健康状况的组成部分可归结为如下：一是，可以自我感知但难以观测的变化；二是，既可自我感知又能观测到的变化；三是，无法自我感知但可以观测到的变化（Murray & Chen，1992）。其中，观测是指医学检测手段。因此，对个体健康进行较为全面和可靠的反映，就需要综合主、客观健康指标。具体来说，对于个体健康水平，学界通常从包括身体功能、生理测量、疾病状况、营养状况，以及总体健康状况在内的几个方面进行度量。其中，前四类都是以医学生物学为基础的度量，侧重个体身体健康的某个方面［较常采用的指标有慢性疾病患病率（chronic morbidity）、两周患病率（two‐week morbidity）、身体质量指数（body mass index，BMI）、日常生活自理能力（activities of daily life，ADL）等，这是相对客观的一类健康测量指标］。考虑到指标质量以及指标对不同群体的适用性，其中又以疾病状况指标更为常用。总体健康状况是对健康的综合评判，最常采用的指标是自评健康状况，这是较为主观的一类健康测量指标。

健康损耗这一概念的可操作化是在健康测量的基础上实现的。针对连续型变量性质的健康指标，健康损耗可操作化为健康指标下降，针对类别型变量性质的健康指标，健康损耗可操作化为某类疾病患病风险增加。通过这种常规健康测量指标的变化情况来考察健康损耗，往往需要面板数据的支持。在此数据的基础上，可以采用差异分析方法、生长模型分析方法，或针对类别变量的生存分析方法来进行轨迹的刻画。但也有指标可以在截面数据的基础上直接反映个体的健康损耗，目前较为广泛采用的就是自评健康变化指标。这一指标本就具有动态性，可以传递健康变化的相关信息，反映受访者动态的健康状况。

（三）迁移流动人口健康损耗的研究范式

迁移流动人口与本地人口的区别之处在于，迁移流动人口的健康损耗内嵌于两个时间维度之内，一是迁移流动人口与本地人口相同的生理时间维度，二是迁移流动人口所独有的流动时间维度。因此，迁移流动人口健康损耗的研究范式主要可分为两类。第一类研究范式是在生理时间的维度上考察健康损耗。但由于生理时间维度下，受自然老化的影响，个体健康水平总会发生下降，因此此类研究范式总是以本地居民作为参照组，考察迁移流动人口与本地居民健康轨迹的差异，从相对趋势来看迁移流动人口的健康水平下降程度是否更为严重，以此反映其健康损耗。根据数据类型的不同，可分为以面板数据为基础的增长模型分析，以及以截面数据为基础的流动时间分类分析。前者能够将研究对象严格地固定在同一队列，但囿于追踪调查数据的时间跨度，考虑到部分健康指标往往需要相当长的时间跨度才能显现出其变化，因此这种方式通常不足以观测到部分健康指标的变化情况。后者虽被更多地采用，但将流动时间这一连续变量进行分类处理，会损失一定的样本信息。此外，第一类研究范式并不利于对迁移流动人口内部进行异质性的分析。第二类研究范式则是以流动过程为考察迁移流动人口健康损耗的基本时间维度。这种研究范式聚焦于迁移流动人口内部，在控制生理老化（即年龄）的前提下，分析流动时间对迁移流动人口健康结局产生怎样的影响。相对第一种研究范式，其优势在于：便于采取多种健康测量指标，并能观测到相对更长的流动周期。这也是本书所主要采取的研究范式。

本书所选取的健康测量指标综合了客观健康指标和主观健康指标，尽可能接近个体真实健康状况。具体来说，包括自评健康和慢性疾病患病情况。其中，慢性疾病患病情况是相对客观的指标，既可以与自评健康共同反映个体健康状况，又可作为自评健康指标的参考，以校准和提升不同群体之间的自评健康的可比性。在疾病指标方面，尽管"两周患病情况"这一指标在当前健康研究中得到了较多关注和应用，但本书并没有将其纳入分析。其原因在于，由于"两周患病情况"所反映的是个体在短期内的疾病情况，而短期内的患病情况受到突发性和意外性致病因素的影响更大，考虑到本书所考察的是流动人口健康的长期变化趋势，因此"两周患病情况"这一指标的适用性可能较弱。此外，本书也没有采用心理测量指标，一方面是由于在实际的研究中，生理健康仍然处于健康概念和健康相关研究的核心位置；另一方面是由于在国内各微观调查之间，甚至在同一调查的不同年份之间，有关心理健康测量的量表并不统一，缺乏可比较的基础。自评健康作为一种综合性的认知，可在一定程度上对自评者的心理状况有所反映。

（四）自评健康状况的信度效度说明

自评健康状况是受访者对于总体健康情况的自我评判。该指标具有较长的应用历史和较为广泛的应用情境，在健康领域具有重要的研究价值。当然，其所存在的局限性也是明显的。作为一项主观评价，受访者对于自身健康所属类别的判断，在客观健康状况的影响之外，还受到评价标准的影响。在不同群体中，对于"健康"的评价标准可能会存在显著差异，比如以个体作为参照的理想健康状态可能因社会文化背景的差异而不同（Jylhä，2009）。因此在使用自评健康状况指标时，会存在可能的回答偏误问题。尽管如此，自评健康状况仍然是健康测量中一个综合性和稳健性较强的指标，并具有如下优势。第一，自评健康状况指标尽管单一，但具有较好的信度。有研究证实，自评健康状况对个体的患病风险和死亡风险具有很强的预测效力（Bailis et al.，2003），并且与被访者的其他健康指标高度相关（齐亚强，2014）。因此该指标相对来说能够较好地反映受访者的实际健康状况。第二，自评健康状况指标应用广泛，数据质量较高。在现实应用中，受调查成本和可操作性的限制，个体健康的信息采集通常来自受访者自我报告的各维度的健康状况，其中的自评健康状况已成为社会调查研究中使用最广泛的一项健康指标。尽管部分调查也会收集受访者的体测指标，但收集此类指标对调查员的素质和专业度要求较高，难以确保数据质量。第三，自评健康状况指标的问题设置简单、调查难度低，受访者容易理解，可以避免因调查员的专业程度不高和调查对象的理解偏倚而产生的偏差。第四，从自评健康状况的潜在影响来说，相较一些客观的健康指标，自评健康状况对个体行为以及生活质量的影响甚至更为关键（Murray & Chen，1992）。基于此，自评健康状况可以说是一项较为综合有效的个体健康测度指标，是在当前并没有一个"完美"的健康测量指标状况下的优选。当然，在考察自评健康状况外，本书还采用了慢性疾病患病指标，基于不同指标所得出的结果可以在一定程度上相互支撑，以查验和校准可能存在的测量偏误问题。

第二节　文献回顾与评述

一、迁移流动人口健康状况的基本形态

20 世纪中期，流行病学相关研究发现，移民群体在发病率和死亡率等健康指标上的表现优于本地人口（Markides & Coreil，1986）。由于移民通常处于较低的社会经济地位，因此这一现象有悖于健康的社会经济梯度。该发现引起了学界的强烈兴趣，学界把这种移民相较迁入地人口而言更加健康的现象统称为"健康移民现象"（healthy immigrant effect）。在随后的研究中，这一现象在不同国家、不同种族以及不同健康测量方式下，得到了较为广泛的验证。总的来说，相较迁入地本地人口，迁移流动人口通常具有更低的死亡率、患病率，更长的预期寿命以及更好的自评健康状况（牛建林，2013；易龙飞和亓迪，2014；张震 等，2015；Biddle et al.，2007；Gushulak et al.，2011）；且这种健康移民现象在劳动力移民、男性移民、短期移民以及经济型原因的移民群体中更为突出（Kyunghwa，2018；Ichou & Wallace，2019）。但研究却发现，从心理健康和健康行为等指标来看，迁移流动人口多处于健康劣势。比如大量研究证实，迁移流动人口感染艾滋病或其他传染性疾病的风险更高（Zhang et al.，2013），吸烟、酗酒等不良健康行为更加多发（Cui et al.，2012），心理健康状况相对更差，更容易产生抑郁、焦虑等情绪（Cheung，2013）。

经过理论与实证研究的不断探索，学界认为，迁移流动人口之所以呈现出相对健康优势，与迁移流动人口的选择性有关。迁移流动人口并非随机分布的群体，他们具有区别于非迁移者的系统性的特征，这一点在早期的迁移相关理论中就得到了证实。这些将迁移流动者区分出来的特征就是迁移的选择性，它回答了"谁成为迁移者"这一问题。迁移的选择性主要

体现在两类特征中，一是人口学特征、人力资本和社会资本等可直接观测的特征，二是一些不可观察或难以衡量的特征，如个体的性格、行为倾向等。这些特征通常直接或间接地影响个体的迁移决策以及迁移的后果。换句话说，迁移所产生的社会经济效应，包括健康效应，在很大程度上会受到迁移选择的影响，因此迁移的选择性一直受到研究者的关注。

　　健康作为个体的人力资本特征之一，是迁移流动人口一个较为典型的具有选择性的要素。迁移决策被看作是收益和成本之间的平衡。由于健康是个人人力资本的重要组成部分，健康个体的技能水平和劳动供给量会更高，会使个体从迁移流动中获益更多，因此外出人口的健康状况将有可能被积极选择。健康选择的产生除了受迁移流动收益性的影响，还有可能是因为迁移过程以及在迁入地的生活和工作对健康有更高的要求，比如部分国家存在移民入境的健康筛选机制，因此健康状况良好者更可能被批准入境（Chiswick et al.，2008）。这可以解释不同年龄、不同迁移原因、不同性别等群体的健康选择的差异。比如对于老年迁移流动者来说，他们已经退出劳动力市场，因此迁入地的生活环境、医疗资源可能是他们在迁移决策中更为关心的因素。由此可见，健康状况可能并不影响他们的迁移决策。这同样适用于作为家庭追随者的女性移民、社会型原因驱动的移民群体等（Lu & Li，2020）。当然，一方面，健康有可能直接参与迁移流动人口的迁移决策；另一方面，迁移流动人口对其他要素的选择也可能表现出这部分群体特定的健康特征。比如"更为年轻"和"男性比例偏高"等特征，会导致迁移流动人口健康状况更好这一现象。这也意味着，在考察迁移流动人口的健康损耗时，需要充分控制样本的社会人口学特征。此外，迁移流动者与非迁移流动者之间的差异也可能存在于一些不可观察或难以衡量的特征上，比如性格特征、风险倾向等。由于迁移流动通常具有较高的成本，因此那些更加冒进、偏好风险的个体更可能外出（Portes & Rumbaut，1996）。

　　迁移流动人口的健康选择不仅体现在迁出决策中，还存在于返迁决策中和迁移过程中。就返迁决策来说，通常健康状况恶化的迁移流动者更倾向于返回原居住地，因为其健康状况不足以支撑其在迁入地继续工作。这与鲑鱼在河流中出生，在海洋中度过成年期，然后回到出生的河流中产卵直到生命结束的习性相呼应，因此该现象也被称为"鲑鱼回溯效应（the salmon effect）"（Palloni & Arias，2004）。还有部分研究认为，迁移流动人口的相对健康优势并不是选择性造成的结果，而是数据记录偏差所导致的虚假现象。具体来说就是迁移流动人口的健康状况在相关统计中未被如实登记，存在数据漏登、人为调整数据结果等情况，导致迁入地统计中移民健康状况被高估（Turra & Elo，2008）。当然，由于涉及人口登记的问题，数据记录偏差这一假说主要限于对迁移流动人口死亡率和预期寿命等指标的评估。

二、迁移流动人口的健康损耗

对迁移流动人口健康状况基本形态的描述，是迁移流动人口健康研究的起点，该研究主要采用以本地人口为参照的对比法。其主要研究贡献在于对"健康移民现象"的发现，以及用于解释这一现象的健康选择机制的提出。然而，此类研究所反映的是基于一个时点的"快照式"观察结果，缺乏对迁移流动人口健康状况在时间维度上的变化的了解。因此，之后的研究开始逐渐关注迁移流动人口的健康损耗。"损耗"是一个动态概念，是某种状态的变化趋势。对迁移流动人口而言，其健康状况嵌入在生理年龄与流动过程的双重时间维度中。由于个体健康状况水平在生理年龄这个时间维度上具有必然下降的趋势，因此对迁移流动人口健康损耗的研究，主要是在控制自然老化过程后，考察流动过程是否仍然对健康产生影响。迁移流动过程以迁移流动行为的发生为节点，分为迁移流动前和迁移流动后两个阶段，因此有关迁移流动人口健康损耗的研究主要归结为两类：第一类，迁移流动行为对健康的影响效应；第二类，迁移流动时间对健康的持续效应。

第一类研究所采用的分析范式包括两种。第一种，基于本土异化理论（homeland dissimilation theory），对迁移流动人口和迁出地居民的健康状况进行比较。其依据是，迁移流动人口在外出前和迁出地居民处于相似的生活环境和社会背景中。在这种情况下，迁移流动经历类似于一种外生冲击，两类群体之间的健康差距可以在一定程度上被视为迁移流动对健康的影响效应（Aguila et al.，2013）。但简单的群体间比较不能完全克服选择性问题，这仍然是阐述迁移流动行为对健康的影响效应的较为粗糙的一种方法。第二种，为克服迁移流动者自我选择的内生性问题，利用面板数据、生命史数据，或采用自然实验法、工具变量法等能够处理内生性问题的统计方法，进行较为严格的因果推论。第二类研究，也即迁移流动时间对于健康的持续效应，根据数据类型的不同，分析范式也可分为两种。第一种，基于追踪数据，比较分析迁移流动者和迁入地本地人口的健康轨迹。第二种，由于考察健康轨迹的变化通常需要较为长期的追踪数据，而此类数据可得性又较低，因此更多研究基于截面数据，分析了流动时间对迁移流动者健康的影响。这两类研究共同构成对迁移流动人口健康损耗这一问题的探讨。从现有文献来看，研究发现可基本归结为两类结论：在迁移流动过程中，个体健康状况或降低，或没有显著变化甚至有所提高。由于健康是一个多维度的概念，因此接下来本书分健康指标对上述发现进行梳理。

大部分研究发现，在迁移流动过程中，迁移流动人口的健康发生损耗。这主要体现在两个方面：一方面，迁移流动行为对个体健康产生负面影响；另一方面，迁移流动时间越长，迁移流动者健康状况越差。迁移流动人口的健康优势相对于本地居民逐渐缩小、趋同，甚至转变为劣势。

第一，死亡风险。尽管迁移流动人口通常具有较之本地居民而言更低的死亡率（Hummer，2007），但经验证据表明，从迁移流动人口纵向的健康轨迹来看，迁移流动增加了个体的死亡风险，尤其当迁移经历发生在童年时期，或迁移行为具有被迫性质时（Danermark et al.，1990；Dong et al.，2014）。从死因来看，迁移流动中的死亡风险主要体现为慢性疾病死亡风险（Haukka et al.，2017）。从持续效应来看，随着迁移流动时间的增加，迁移者的死亡风险增加（Wallace et al.，2019）。迁移时间最长的群体，其死亡风险与本地人口最为接近（Syse et al.，2016）。

第二，疾病情况。针对迁移流动人口患病情况的研究，主要集中在短期患病、慢性疾病、传染疾病以及其他具体疾病指标上。研究发现，相较迁出地非移民，移民面临更高的患病风险，且患病后就诊的比例偏低（纪颖 等，2013；Benyoussef et al.，1974）。有研究以新西兰对汤加的移民政策为自然实验，证实迁移提高了高血压等慢性疾病的致病风险（Gibson et al.，2013）。长期来看，迁移流动经历增加了个体在中老年时期患慢性疾病的风险和种类（Sun & Yang，2021）。随着迁移流动时间的增加，从疾病指标上看，迁移流动人口的健康优势相较本地居民逐渐消失（Giuntella & Mazzonna，2015）。

第三，自评健康状况。以自评健康状况作为健康测量指标考察迁移流动人口健康损耗的研究目前较为广泛。大量研究证实，无论是在较短的观测周期内，还是在较长的生命历程中，迁移流动会使个体自评健康状况明显恶化（尚越 等，2019；Hou，2019；Shi，2022）。此外，迁移流动人口自评健康状况恶化的趋势较本地居民而言更加明显，这主要表现为"健康移民现象"随时间的推移逐渐消失的过程。对迁移流动时间进行分类并比较的研究发现，初期迁移流动者的自评健康状况显著好于本地人口，但在迁移流动时间更长的群体中，"健康移民现象"趋于消失甚至转为劣势（李建民 等，2018）；在采用年龄与流动状态交互分析法的研究中，相较本地人口，流动人口随年龄增长而自评健康状况恶化的趋势更加明显（周小刚和陆铭，2016）；采用面板数据进行轨迹分析的研究同样表明，在基期调查中，移民自评健康状况相对更好，但在追踪期内，移民健康恶化的程度更大（Lubbers & Gijsberts，2019）；还有研究分析了移民群体自评健康状况的代际差异，发现第三代移民相较初代移民而言，自评健康状况较差的概率更高（Acevedo-Garcia et al.，2010）。

第四，心理健康。心理健康进入迁移流动人口健康研究领域的时机较晚，这与世界范围内对健康概念的认识与定义时间较晚有关。总体来说，迁移流动人口的心理健康水平往往受到迁移过程的不利影响（Brunnet et al.，2022；Zheng et al，2022）。尤其在迁入地移民政策较为严格，或迁移者缺乏家庭成员陪伴的情况下，迁移者出现心理健康状况恶化的风险更高（Lindert et al.，2009；Lu，2010）。此外，在迁移流动人口心理健康损耗的相关研究中，儿童群体尤其受到关注。儿童群体正处于健康的敏感时期，在这一时期环境的变化对其心理健康的影响较大。迁移流动儿童在环境适应、同伴关系、学习成绩以及亲子关系等方面面临诸多问题，因此有研究发现，迁移流动儿童的心理健康状况（包括焦虑感、孤独感、自杀冲动等在内），往往比迁入地本地儿童更差（Virupaksha et al.，2014），并更有可能进一步发展为行为问题（Wang & Mesman，2015）。

第五，其他健康指标。有研究发现，迁移行为会显著增加个体肥胖的风险（Ebrahim et al.，2010；Varadharajan et al.，2013），迁移流动人口相对本地居民的体质优势会随时间推移而逐渐减少（Reus-Pons et al.，2018）。由于相对农村来说，城市有着更加典型的"致肥"环境，包括高油高热的饮食摄入、较低的身体活动水平等，因此上述现象多发生于乡城迁移的个体中（Masterson et al.，2010）。对于迁移流动中的育龄期妇女来说，社会支持水平降低而导致的相关压力，会增加她们采取不良健康行为的概率，这种行为会对母婴健康产生不利影响（Landale & Oropesa，2001；Fellmeth et al.，2017）。

当然，迁移流动人口并非均质的群体，因此其健康损耗现象也呈现出基于不同特征的异质性。现有的关于迁移流动人口健康损耗异质性的研究，主要关注以下几方面。第一，性别异质性。研究发现，不仅健康移民现象在女性群体中的证据更少，随着迁移流动时间的增加，女性迁移流动人口的健康损耗相较男性而言也更加严重。这一结论在诸多健康指标中得到验证，包括不良健康行为的发生率、残疾率、身体质量指数以及自评健康状况等（Antecol & Bedard，2006；Reyes & Garcia，2020）。性别之所以是理解迁移流动人口健康损耗的重要因素，不仅在于生理学上存在的性别健康差异，更在于性别背后的社会结构性差异。性别不仅与迁移动机以及相应的选择性程度有关（Riosmena et al.，2017），其还在一定程度上决定了迁移流动过程中个体所面临的健康风险类型以及风险暴露程度（郑真真和连鹏灵，2006）。第二，年龄异质性。针对年龄异质性的研究则多考察迁移年龄与健康损耗之间的关系。有研究表明，在未成年时期和中老年时期迁移的个体，其认知能力与本地人口相似，而在青壮年时期迁移的个体，则保持了明显的健康优势（Hill et al.，2012）。部分研究则发现，在以自评健康状况和日常活动自理能力为健康测量指标时，在成年时期迁移的个体，其健康损耗速度更快（Lanari et al.，2018）。第三，行业异质性。研究大多发现，从事高强度体力劳动或高风险工作的移民，承受了更多的健康损耗（周小刚和陆铭，2016）。相对合法移民，被迫迁移者，如难民和非法移民，健康状况更差（Newbold，2005）。这是由于这部分群体在迁移前以及迁移途中的处境更为艰难，在抵达迁入地后，也更可能遭遇不公正待遇。是否具有合法的移民身份更是移民在迁入地获取一系列机会、福利以及资源的重要前提条件。第四，迁移特征的异质性。有研究发现，乡城劳动力迁移对于迁移者心理健康的损耗，主要体现为迁移增加了单独迁移者心理抑郁的风险，但对家庭迁移者并无显著影响（Lu，2010）。

认为迁移流动过程对个体健康产生损耗效应的研究，将迁移流动视为一种压力过程。Lazarus 于 20 世纪 60 年代提出了压力与应对模式（stress and coping process），将压力的产生归结为某种情况超出了人们自身能力所能应对的范畴，也即内外需求无法与机体应对资源相匹配，个体的内在稳态由此被破坏。从这个定义来看，压力并非一种客观的、独立的存在，而是人和环境相互作用的产物，是个人在一定社会和文化规范下的心理建构。因此，压力是否产生同时取决于两个条件：一是对某种情况是否具有刺激性或者不适性的判定；二是对自身应对机制的评估。最终，使个体产生压力的事件或情境就被称为压力源（stressor）。大体来看，压力源可分为三类：一是生物性压力源，如疾病、饥饿、气候变化等；二是精神性压力源，包括错误的认识结构、不良的心理特点等；三是社会环境性压力源，如重大社会变革、不良人际关系和家庭冲突等。广泛的医学证据已经表明，压力会对健康产生影响。反复和长期的压力暴露，会导致机体大量应激介质被释放，而过量的应激介质会对身体系统造成损害，从而导致健康状况恶化（McEwen，1998）。对于移民来说，迁移过程中的潜在压力源主要来自三个层面：物质环境的变化、社会环境的变化，以及文化环境的变化。在多重变化的共同作用下，迁移过程也就成为压力过程，迁移状态的持续也就意味着压力暴露的积累。

除了阐述压力源的形成过程，压力理论还强调了个体应对机制的作用。面对环境中的刺激性事件，不同个体有着不同的应对资源和应对策略。拥有较多应对资源和积极应对策略的个体通常对压力的感知力较弱，这就可以在一定程度上解释迁移流动者健康损耗的群体异质性。换句话说，不同类型的迁移流动人口存在压力感知的差异。某些群体，比如难民和非法移民，他们更可能遭遇高强度压力感知带来的不良健康后果。相较其他移民群体，战争、被遣返、家庭分离、缺少公民权利等遭遇都使他们面临更多的压力源（Sinnerbrink et al.，1997）。

总的来说，压力理论对于迁移流动人口的健康损耗具有经典的解释力，但也存在一些不足。无论是对压力源的性质判断，还是应对压力源的能力评估，都仍然局限在个体视角。在决定个人进行判断和评估压力的过程中，社会结构可能起着更重要的作用。由于社会结构所导致的不平等，不同性别、种族、国别等属性的个体所固有的资源和能力本就是存在差异的。据此，要减少迁移流动人口的健康损耗，就更应该改变诱发压力源的社会过程，而不是改善个人对压力的认知。

还有部分研究发现，迁移流动并未对个体健康产生损耗效应，甚至具有健康促进效应。这种促进效应主要体现在自评健康状况水平提高、死亡风险降低，以及心理健康状况的改善等方面（秦立建 等，2014；Fu & VanLandingham，2012；Nauman et al.，2015）。有研究发现，移民在追访中自评健康状况较好的比例逐渐提高（Haj-Younes，2020）。相较本地居民，迁移流动人口也并未表现出更严重的健康状况恶化趋势，其相对健康优势反而持续存在甚至扩大（Hamilton & Hummer，2011；Lu et al.，2017）。这种积极效应的产生不仅与迁移所带来的经济效益有关，还与迁出地和迁入地之间的环境差异有关。迁移流动人口的健康水平往往会因为所处环境状况有较为明显的改善而提高。有研究发现，由于搬迁到了公共健康水平更高、生活环境和经济发展形势更好的社区，环境移民的死亡率得以降低（Deryugina & Molitor，2020）。此外，这种因环境改善而提升健康水平的现象，更多出现在女性移民中（Atella et al.，2019），其背后原因可能在于迁出地的女性更可能处于较差的生活环境之中，迁移对其生活环境的改善程度更加明显。从文化环境来说，迁移流动者可能因为脱离了原有家庭环境、社会规范及训诫的束缚，而进入一个更为开放的社会空间，这使得其健康水平得以提升（Stillman et al.，2009）。与此同时，随着时间的推移，一些社会经济因素可能会使影响迁移流动人口健康的积极作用逐渐突出。比如，随着迁移流动人口社会融合程度的提高以及经济状况的改善，迁移流动对其健康的负面影响得以被部分弱化或抵消（Lin et al.，2016）。

此外，迁移流动人口的健康损耗还可能具有非线性效应。有研究发现，在抵达迁入地后，移民的健康水平会先出现幅度较大的下降，但随后健康状况恶化的速度会减慢，健康状况会逐渐改善，以至恢复到迁移初期的健康水平（Findley，1988）；长期迁移者的健康状况反而好于初来乍到的移民（Baron-Epel & Kaplan，2001）。当然，这可能与健康测量指标的选取以及与所采用数据的追踪时间有关。由于部分健康指标具有较长的发病潜伏期，因此会由于观察周期较短而不能显现出迁移流动对其产生的影响。比如同样以认知能力作为健康测量指标，Xie 等（2020）基于一项追踪了 6 年的调查数据发现，本地老年人口和流动老年人口的认知能力受损程度没有显著区别。而 Xu 等（2017）所采用的追踪数据跨度达 12 年，他们最终发现农村流动人口认知能力的恶化速度比城市居民更快。而另外一些指标，可能会在迁移初期受到影响，而在中长期内趋于稳定。比如 Song 和 Sun（2016）研究发现，当观测窗口延长后，人口流动就不再对个体的自评健康状况产生显著影响。

迁移流动过程对健康的积极效应，通常与迁移流动所产生的经济效益有关。Ravenstein 于 19 世纪末提出"人口迁移法则"（laws of migration），对人口迁移的规律进行了总结。这些规律在经过 Lee 等（1966）的进一步发展后形成了"推拉理论"（push and pull theory），该理论将影响迁移的因素分为"推力因素"和"拉力因素"。推力因素主要来自迁出地，促使移民离开原居住地；来自迁入地的拉力因素则表现为移民对改善生活条件、提高收入水平等方面的期望（Lee et al., 1966）。Lewis（1954）提出的二元经济结构理论认为，现代工业部门依靠农村廉价劳动力扩张，农业部门通过人口外迁解决劳动力过剩的问题，这一过程持续到农村剩余劳动力被全部吸收。发展中国家乡城劳动力迁移的本质是现代工业体系的积累。这一理论将人口迁移现象融合于宏观经济发展过程，是有关人口迁移的经典经济学解释。在二元经济结构理论的基础之上，Todaro（1969）提出了预期收入理论。该理论认为，人口迁移在很大程度上由城乡预期收入差距决定，人口迁移在预期收入差距为正值时发生。预期收入差距由实际收入差距、迁移后找到工作的概率和收入、实际成本和机会成本等共同决定。新迁移经济理论则开始将研究对象由个人过渡到家庭。该理论认为迁移是家庭集体决策的结果。迁移不仅是为了获得个体预期经济利益最大化，也是为了使家庭收入风险最小化（Massey et al., 1993）。家庭收入来源多元化可以为家庭收入提供保障机制。新迁移经济理论还认为，迁移决策是基于家庭在迁出地的相对贫困地位而不是绝对贫困地位。因此，家庭迁移人口可以提高其家庭在当地社区中相对的社会经济地位（Stark, 1989）。

上述理论强调了迁移流动过程中的经济效益，为理解迁移流动人口的健康损耗提供了一种经济学视角。基于这种理论视角，迁移流动人口是否经历以及经历何种程度的健康损耗，与其工作机会、收入水平以及家庭整体福利等要素紧密相关。由于迁移流动带来经济效益，因此迁移流动个体未必会发生健康损耗或其健康损耗的程度会因此而减轻，这是因为收入能够通过强化个体的健康投资行为产生积极的健康效应。对于迁移流动个体来说，这主要表现为他们利用迁入地优质医疗资源的能力提高（Song & Sun, 2016）。从间接途径来说，有研究发现，收入提高还促进了迁移流动人口的汇款和捐赠行为，这一行为虽然并不属于直接的健康投资，但通过这些行为，移民会获得一种心理满足感，因此间接地提高了其心理健康水平（Foliaki, 1997）。

而针对迁移流动人口健康损耗的非线性效应，则主要采用社会融合理论来解释。人口的迁移流动既是一个压力过程，也是一个适应和逐渐融入当地社会的过程。社会融入表现为互相隔离的人们在空间、社会以及经济距离上的拉近。通常来说，随着迁移流动时间的增加，迁移流动人口的社会融入程度就会有所提高。首先，迁移流动人口以工作经验和职业技能为主要内涵的人力资本的积累随时间推移而增加（Chiswick & Miller，2009），并可能通过更好的职业匹配和流转，促进就业质量的提升，从而提高收入水平（踪家峰和周亮，2015）。经济融入伴随着生活和工作条件的改善，迁移流动人口在工作和生活中有较多的机会接触本地居民，从而加快融入的速度和程度（李培林和田丰，2012）。与此同时，迁移流动所带来的文化环境的改变的冲击，也会随着迁移流动人口逐渐熟悉当地生活而有所缓解，迁移流动人口对于本地社会环境和文化规范的认可度也会相应提高。这一过程符合从经济到社会再到心理和文化适应的融合递进说，表明在达到一定的迁移流动时间后，迁移流动人口的劣势处境可能会有所转变，迁移流动时间在一定程度上会消弭或者缓解不利因素对健康的影响。这种转变在健康结局上的反映，就可能体现为迁移流动时间对健康影响的非线性效应。这一非线性效应还可从不同类型的文化适应策略角度加以理解。Berry（1997）提出的二维文化适应模型认为，适应迁入地文化并不一定会导致对迁出地文化的排斥，移民对迁入地文化和迁出地文化的态度可以是相互独立的。Berry 基于这一逻辑提出了四种文化适应策略：同化（assimilation）、分离（separation）、边缘化（marginalisation）和融合（integration）。二维文化适应模型克服了原有理论对文化适应单向度的、线性的假设，更好地捕捉了文化适应状态的本质。不同文化适应策略有助于理解移民健康轨迹的异质性。通常来说，采取融合文化适应模式的移民的健康状况相对较好，健康损耗较为严重的通常是边缘化适应模式的移民（Choy et al.，2021）。在迁移过程中，移民的适应模式可能发生从分离或边缘化向融合的转变。因此，迁移时间与移民健康损耗之间并不一定是正相关关系。

三、迁移流动人口健康损耗的形成机制

目前的研究多采用文化适应理论（acculturation theory）来理解迁移流动人口健康损耗机制。文化适应这一概念源于人类学，提出这一概念的Redfield 等将其宽泛地定义为"在与不同文化群体相接触的过程中，原有

文化模式发生变化的现象"（Redfield et al.，1936）。随后，Gordon（1964）就移民在迁入地的社会融合提出了同化理论（assimilation theory），对文化适应和社会结构及制度同化做出了区分，提出文化适应不仅仅是语言层面的融入，还包括情绪表达与个人价值观的融入。文化适应这一概念在进入更为具体的研究情境的过程中，也相应产生了其他的替代术语。在描述西方国家的人口迁移时，移民的文化适应过程常常被替代为城市化（urbanization）、美国化（americanization）以及西方化（westernization）等名词（Palinkas & Pickwell，1995）。特别是"西方化"这一术语，在流行病学和社会学研究中已经成为对一种生活方式或行为模式的指代。

基于文化适应理论，移民健康损耗的形成路径主要有两条。第一，文化适应的过程会带来异文化压力。文化适应是一个包括个人态度、感知的社会规范，以及行为发生变化和建构的过程（Fox et al.，2017），在此过程中，新旧文化碰撞所产生的冲突、适应新环境过程中的阻碍与挑战，就是异文化压力的主要来源（Berry et al.，1987）。在这种压力情景下，移民容易产生不良心理适应，进而形成健康风险。第二，在文化适应的过程中，移民的健康行为模式发生了转变。文化适应理论的一项基本假设就是移民在适应主流文化的过程中，会转向或更趋近于主流群体的行为和观念，尤其是包括饮食、运动以及医疗等在内的健康行为模式。尽管有研究着眼于医疗行为，发现随着迁入时间增加，移民会提高预防性保健服务的使用频率（Abraido-Lanza et al.，2005），但仍有大量研究发现，国际移民在迁入西方发达国家后，吸烟、饮酒、高油高热饮食、缺乏运动等健康风险因素急剧增加（Kasirye et al.，2004），并达到与本地人口相似的水平。第二条路径最终落脚于移民的行为模式，从这个角度来说，对移民健康损耗现象的考察非常接近于对西方化或城镇化健康效应的考察。由于异文化压力这条路径与压力过程理论有较多重合，因此采用文化适应理论解释移民健康损耗的文献通常着眼于行为模式。尽管文化适应理论是以美国的拉美裔移民为研究背景发展起来的理论，但这一理论目前已被广泛应用于不同类型的移民群体（Miao & Xiao，2020）。经验证据也表明，行为模式的转变对于移民的健康状况恶化确实有一定说服力。

最初对这一机制进行验证的研究，主要通过疾病发病率的地域梯度来考察。研究比较了美国本地居民、在美国的日本移民，以及日本本地居民的冠心病发病率，发现其中存在明确的地域梯度：日本本地居民的发病率最低，美国本地居民的发病率最高，日本在美移民的发病率则处于二者之间。尽管移民的选择性也可能在其中起到了一定作用，但总体而言，这项研究表明，虽然被试样本具有共同的种族背景，但当他们生活在不同的地理空间和文化环境中时，他们的发病率显然不同。这为迁移过程改变了环境和行为因素，进而影响疾病模式提供了间接证据（Marmot & Syme，1976）。之后的研究则更聚焦于健康行为本身。这些研究发现，迁移时间与更高的饮酒、吸烟、药物滥用、快餐摄入以及危险性行为等风险有关（Kasirye et al.，2004）。也有研究发现，由于肥胖与饮食、运动等行为之间具有强烈的关联性，移民的 BMI 具有随时间迁移而增加的趋势（Goel et al.，2004），并且随着代际传递，肥胖的趋同现象愈发突出（Maximova et al.，2011）。当然，当迁入地的健康行为模式更有利于健康时，表现为行为同化的文化适应就会对健康起到保护作用（Reiss et al.，2015）。上述研究或通过迁移状态与特定疾病模式的关联推测行为模式在其中的作用，或通过行为模式在迁移时间维度上的发展趋势推测其可能带来的健康结果，但对于迁移流动—行为模式—健康结局这一完整链条的验证则相对较少。既有研究发现，吸烟行为可以在很大程度上解释移民死亡率的代际差异（Blue & Fenelon，2011）。饮食结构的变化，比如高油、高盐食品摄入的增加，对移民高血压等慢性疾病发病率的提高具有解释效应（Gibson et al.，2013）。还有研究通过关联移民的死因死亡率数据发现，移民群体中由慢性肝病导致的死亡率相对更高，呼吸系统疾病更加多发，由此推测出吸烟、酗酒等不良健康行为在其死亡风险中的作用（Black et al.，2015；Johnson & Taylor，2019）。

尽管文化适应理论具有广泛影响力，但在解释迁移流动人口健康损耗方面还存在一定局限。第一，迁移为个体生活带来的改变远远超出行为层面。一方面，行为模式本身就受到一系列社会经济和人口因素的影响；另一方面，仅仅关注行为模式可能会忽视或混淆迁移之后个体在其他维度所经历的变化，比如反映于制度文化环境和社会经济生活中的诸多要素。第二，尽管文化适应理论是目前对迁移流动人口健康损耗较为主流的解释，但在实证研究中，或因受制于数据，有关行为模式作用机制的直接证据较少；或者说，基于量化研究，难以对完整的因果链接进行验证。第三，从文化适应理论的适用性来说，这一理论更多应用于国际迁移研究领域，这与不同国别的文化环境的巨大差异相关。但就国内人口流动来说，由于国内跨区域间的文化差异相对较小，这一理论的可适用性和解释力度可能会较弱。

还有部分研究关注了工作条件在迁移流动人口健康损耗中的作用。国外文献所基本达成的共识是，移民劳工是社会系统中脆弱性程度最大的群体之一。与本地居民相比，他们的工资待遇更低、工作时间更长、工作条件更差，并且更可能遭遇人权侵犯、人口贩运和暴力对待（Moyce & Schenker，2018）。对于非法移民来说，上述情况更为突出。也因此，相对于本地居民而言，移民劳工的职业伤害率和死亡率更高（Byler & Robinson，2018）。从这个角度来说，所谓移民劳工的健康风险，实际上也即来自恶劣工作环境的健康风险。国内文献也有类似的发现。从事建筑业、制造业的流动人口，其健康损耗的程度更为明显（Shi，2022）。劳动权益的保障程度可以在一定程度上解释不同地区流动人口精神健康的差异（李骏和梁海祥，2020）。上述研究表明，迁移流动人口健康损耗的发生可能与其从事的行业及工作条件有关，但对于职业导致流动人口健康损耗发生的具体过程仍然缺乏了解。

四、影响迁移流动人口健康状况的其他因素

除了迁移流动过程，迁移流动人口的健康状况还受到其他诸多因素的影响。有关迁移流动人口健康影响因素的研究主要关注三个方面：一是迁移流动人口的社会人口学特征，二是迁移流动相关因素，三是社会环境与制度因素。

先来看影响迁移流动人口健康的社会人口学特征。研究发现，迁移流动人口的健康水平随着年龄增长而趋于下降，并反映在自评健康状况、行动能力、心理健康、身体质量指数等诸多方面（Koochek et al.，2008；Senik，2014）。在性别方面，女性迁移流动人口的健康状况相对男性而言更差，并体现在不同年龄段和诸多健康指标中（侯建明和赵丹，2020）。研究认为，女性迁移流动人口的健康脆弱性，与健康选择、健康素养、医疗服务利用行为，以及所承担社会角色的性别不平等有关（Read et al.，2012；Krobisch et al.，2021）。已婚状态可以在一定程度上抑制迁移流动人口的健康风险（Bacong & Sohn，2021）。相较未婚者，已婚迁移者的医疗服务利用率更高，离婚则增加了移民利用医疗服务的障碍（Bae et al.，2022）。教育对迁移流动人口的健康通常具有保护作用（罗竖元，2013）。

更高的受教育水平有助于改善迁移流动人口的工作条件和生活环境，培育良好的健康观念以及生活习惯等非物质性人力资本，从而增强获取和维持健康资本的能力（胡安宁，2014）。收入对迁移流动人口的健康具有积极效应。处于较低社会经济阶层或面临严重收入剥夺的迁移流动者，其对健康的主观评价往往较低（Loi & Hale，2019）。但也有学者认为，收入最终能否对迁移流动人口的健康产生积极作用还要考虑其消费行为（Lu，2010）。工作是影响迁移流动人口健康的重要因素。失业会增加迁移流动人口不良健康结局的发生风险。较高的职业稳定性，比如签订正式劳务合同，则显著促进了迁移流动人口的健康水平（郁姣娇 等，2020）。此外，超时劳动和不良工作环境也会使流动人口健康状况恶化，并扩大流动人口内部的健康差异（戚聿东和刘翠花，2021）。居住环境对迁移流动人口健康的影响主要有以下三个方面。第一，居住稳定性。频繁迁居被证实与迁移者较差的心理和生理健康状况有关（Gillespie et al.，2020），自有住房则对流动人口健康起到保护作用（程晗蓓 等，2021）。第二，住房质量。较好的室内设施和环境对流动人口健康具有积极影响（Li & Liu，2018），反之亦然（牛建林 等，2011）。第三，社区环境。有研究发现，居住隔离不利于流动人口的健康状况（卢楠和王毅杰，2018）。

在有关迁移流动人口健康的社会人口学影响因素中，社会资本得到较多关注。社会资本对于迁移流动人口健康所产生的影响较为复杂，这与社会资本的不同类型以及测量健康的不同指标有关。研究发现，结构型社会资本和本地社会资本对农民工健康的促进效应大于认知型社会资本和初级社会资本（米松华 等，2016）。相较心理健康，结构型社会资本对流动人口生理健康的影响更明显（王培刚和陈心广，2015）。对于国际移民来说，族裔飞地通过原籍国的社会支持，对移民心理健康产生积极影响（Meng & Xue，2020）。此外，本地语言能力被认为是社会资本的构成要素，因为这体现了迁移流动人口在本地社会网络中的嵌入程度。针对国际移民的研究发现，语言障碍会加剧移民的健康风险。本地语言能力较差的移民，其日常生活能力的受损风险较高（Garcia et al.，2015）。语言沟通障碍造成移民使用本地医疗资源的不便，这种障碍对于老年移民的健康尤其不利（Guo & Phillips，2006）。基于国内的研究也发现，方言距离和观念距离会对流动人口健康产生损耗效应（王婷和李建民，2019）。

再来看影响迁移流动人口健康的迁移流动特征。需要说明的是，由于迁移流动时间对健康的影响已在"迁移流动人口的健康损耗现象"这部分进行了回顾，因此这部分的文献梳理不再包括迁移流动时间。从现有文献来看，影响迁移流动人口健康的迁移流动特征主要包括以下三类。第一类，迁移流动距离。部分研究发现，迁移流动距离与健康状况呈负相关。迁移流动距离越远，空间摩擦效应越大，迁移流动人口的健康状况，尤其是心理健康状况越差（Eiset et al.，2022）。还有一部分研究认为，长距离流动者具有相对更好的健康状况（何骏和高向东，2022），这可能与长距离流动所带来的更多的经济回报，以及长距离流动者更高的积极选择性有关（Boyle et al.，2002）。第二类，迁移流动原因。相较其他原因的迁移流动人口，务工经商等经济型原因驱动的迁移流动人口健康状况更好（侯建明和赵丹，2020）。这是因为经济型原因的迁移流动人口通常具有更强的主观动机、更充分的前期规划和准备，同时也具有更强韧的性格特质（Gong et al.，2011）。第三类，迁移流动模式。研究发现，家庭化迁居提高了迁移流动者参与当地医疗保险、利用医疗服务的概率（Liu，2021）。而与伴侣分居则与流动人口自评健康状况恶化有关（李建民 等，2018）。由于妻子通常是家庭照料的主要提供者，因此这种因分居而对健康产生的不利影响在男性移民中更加明显（Chen et al.，2015）。

最后来看影响迁移流动人口健康的社会环境和制度因素。就国际迁移而言，研究发现，严格的入境管制或限制措施会降低移民的医疗服务利用率，增加其产生不良健康结局的风险（Juarez & Rostila，2019）。而促进社会融合的政策会显著提高移民的健康水平（Malmusi et al.，2017）。国内文献则着重关注了户籍制度、医疗保险制度和公共服务供给等制度性因素对流动人口健康的影响。由于没有本地户籍，流动人口在获取社会保障、改善住房条件和生活环境上面临诸多障碍（周钦和刘国恩，2016），这些障碍通过收入差距以及医疗保险的可获得性等机制制约了流动人口拥有良好健康状况的机会。还有文献探究了户籍转变对流动人口健康的影响，发现"农转非"提高了流动人口健康权益的可及性，促进了其自评健康状况的趋势，降低了患慢性疾病的风险（Bengoa & Rick，2020）。就医疗保险制度而言，研究大多发现，拥有医疗保险会显著改善流动人口的自评健康状况，降低其患病风险（姚强和陈阿敏，2022）。这种健康促进效应在流动人口于居住地参保的情况下更为明显（孟颖颖和韩俊强，2015）。而公共卫生服务均等化政策的实行则被证实提高了流动人口的健康素养以及对当地医疗服务的利用程度，进而提高了流动人口的健康水平（王春超和尹靖华，2022）。

五、文献评述

通过文献回顾可知，国内外学者已在迁移流动人口的健康损耗领域开展了一定研究，尽管不同研究的关注视角、分析方法、健康测量指标以及研究样本有所不同，但都不同程度地印证了迁移流动人口所面临的健康风险，这为后续的深入研究奠定了基础。但迄今为止，研究尚存在以下一些不足。

第一，有关流动人口健康水平的认知，缺乏以数据为支撑的多指标和异质性刻画。尽管我国的人口流动肇始于20世纪七八十年代，但有关流动人口的健康问题却较晚进入公共政策和学术研究视野。早期对流动人口的公共卫生管理主要集中于计划生育服务，直到2003年"非典"发生后，人口流动与流行疾病的关系才引起公众关注。长期以来，我国对于流动人口健康问题的关注都集中于一些特殊的健康问题，例如性病/艾滋病及其他传染病问题、生殖健康问题，以及职业安全和健康问题等。公众对此类健康问题的了解，或基于新闻报道，或来自局部地区的统计。然而，随着全国范围内公共卫生管理的进步以及传染病防治力度的加强，上述健康问题虽依然存在于流动人口中，但严重性已有所弱化。在城镇化进程中，流动人口健康问题的重点也开始逐渐转向非传染性疾病。因此，当前，应加强对流动人口总体健康质量和综合健康指标的考察。此外，我国流动人口在规模增长的同时，结构异质性也在增强，不同性别、不同年龄阶段、不同学历层次的群体都活跃在人口流动浪潮中。因此，在考察流动人口总体健康水平的同时，也需要加强对其健康状况异质性的考察。基于此，本书将结合全国调查数据，对流动人口自评健康状况、疾病率、预期寿命及健康预期寿命等指标展开描述，并对其中的群体异质性进行刻画。

第二，有关流动人口健康损耗的研究，对人口流动的影响效应关注较多，而对流动状态的持续效应关注不足。如前所述，有关流动人口健康损耗的研究主要归结为流动行为对健康的影响效应以及流动时间对健康的持续效应。其中，大量研究聚焦于前者，而对后者关注不足。事实上，完整的流动过程包括了流动前、流动中、流动后三个阶段，流动人口的健康损耗不仅在于状态前后的健康转变，还在于状态持续下的健康轨迹。尽管影响效应也是了解流动人口健康损耗的重要视角，但鉴于我国此类文献多是基于截面数据，而截面数据对人口流动选择性所带来的内生性问题的处理通常十分有限，难以得到说服力较强的因果推论，因此也就只能得到对流动人口健康损耗的模糊性认识。从这个角度来说，对流动状态持续效应的考察可能是认识流动人口健康损耗这一问题更有效的手段。这意味着需要将研究视角聚焦于流入地，以了解流动人口在流入地的社会经济生活中，其健康状况将发生怎样的变化。相比于影响效应研究，持续效应研究拉长了对流动状态考察的周期，有利于加强对人口流动过程及背后深层含义的认识。基于此，本书将聚焦于流动人口群体，以流动时间为核心自变量，通过分析流动时间对流动人口健康状况的影响，以了解流动人口在流动过程中是否经历健康损耗。

第三，有关流动人口健康损耗的研究，从群体异质性来说，对社会人口特征以外的异质性探索不足。我国已有的关于流动人口健康损耗的异质性研究相对有限，且较多集中于性别、流动距离、从事行业等要素。对于这些要素的研究主要存在两方面的局限。其一，部分要素在对流动人口群体做出区别的同时，也是流动人口健康状况结构性差别的标识。比如对于流动人口来说，不同行业的健康准入门槛存在区别，因此基于行业的健康损耗异质性，各门槛间的区别很可能是不同行业流动人口初始健康禀赋的区别。其二，从历史时间和生命时间的角度来看，流动人口的结构异质性还体现为两方面。一是流动会发生在个体生命的不同阶段。相较改革开放初期以劳动力人口为主力的流动，当前人口流动在个体生命历程中的发生时机更加丰富。二是流动人口的队列异质性逐渐突出，而队列之间在不同制度环境和社会背景下，呈现出较大的差别。此外，流动人口并非是全然被动接受流动过程塑造的群体，伴随着流动人口人力资本禀赋的逐渐提高、家庭化流动趋势的日渐加强、友好型社会融入环境的构建，流动人口在面临可能的劣势处境的同时，其本身所具有的资源禀赋也在增强。然而，当前研究对流动人口健康损耗中可能的调节效应的考察不足，也即在一定程度上忽视流动人口主体的能动性。基于此，本书将以生命历程理论为框架，在考察流动人口健康损耗的基础上，进一步探索流动时机与出生队列的异质性，以及资源禀赋在流动人口健康损耗中的调节效应。

第四，已有文献在对流动人口健康损耗现象进行关注的同时，对流动人口健康损耗的作用机制缺乏进一步探索。国内研究目前针对流动人口健康损耗机制的探讨极为有限，仅有的研究多集中于对收入和行业机制的讨论，但解释力度较为有限。国外文献则大多着眼于行为要素，在文化适应理论框架内进行分析。尽管基于文化适应理论框架的机制探索相对丰富，但这一理论框架是依据国际人口迁移现象而产生的。国内人口流动相对国际人口迁移而言，尽管存在一定的相似性，但其间仍有明显差别。由于国内区域间文化的差别和碰撞程度较小，因此采用文化适应理论，着眼于行为机制的探讨可能并不适用于我国流动人口。因此，应尽可能考虑到我国人口流动的背景和特征来展开机制分析。此外，从作用机制的研究方法来看，以往的定量研究往往囿于数据而仅能对有限的因素进行探讨，且缺乏对完整作用链的验证。事实上，流动人口健康损耗的发生可能存在较为复杂和曲折的过程，且作用机制应更多着眼于流动人口所处的结构性环境，以此抓住导致健康损耗的更为关键的原因，才有可能实现对流动人口健康损耗的根本性改善，并据此提出更为具体的健康干预政策建议。基于此，本书将采用定量与质性相结合的混合研究方法，以累积劣势理论为指导，对流动人口健康损耗的作用机制进行深入研究。

第三节　理论基础与分析框架

本书聚焦于对流动人口健康损耗及其作用机制的探讨。基于之前的文献梳理，为补充现有研究可能的不足，本书在后续分析中将引入相关理论，以此构建本书的分析框架：其一，基于健康的社会决定因素理论，论证将流动相关因素纳入健康结局塑造因素中的必要性；其二，基于生命历程理论这一综合分析框架，将流动人口的健康损耗具象为"流动时间对健康产生怎样的累积效应"这一问题，并进一步探讨这种累积效应基于流动时机和出生队列的异质性、资源补偿效应在其中的调节作用，以及累积劣势在其中的作用机制。

一、健康的社会决定因素理论

（一）起源、发展及内涵

19 世纪中叶，世界卫生组织和其他国际卫生部门主要关注导致疾病的生物原因，技术驱动在当时主导着人们对健康的认识。随着人们对健康的研究不断深入，发现行为习惯等直接致病因素对于健康的改善作用非常有限，由此人们逐渐意识到单纯强调致病生物原因的局限性。在此之后，陆续有研究表明，居住、工作和生活的环境条件对健康的影响比生物因素更深远。1948 年，《世界卫生组织宪章》明确指出社会因素对于健康的重要性，对健康的促进需要从对个人和行为要素的关注转向社会化的健康保健系统。20 世纪 70 年代，"健康的社会决定因素"（social determinants of health，SDH）这一概念诞生。2008 年，这一概念被世界卫生组织正式定义为"在那些直接导致疾病的因素之外，人们出生、成长、工作和生活的全部社会条件"。这些因素既包括年龄和性别等人口学特征，也包括生活方式因素，还包括人们生活的社会环境特征。因此，社会因素也被指出是导致疾病的"原因的原因"（cause of cause）。

健康的社会决定因素理论框架的提出，与流行病学转变这一背景息息相关。流行病学转变伴随着现代化和人口老龄化的进程，死因模式从以营养不良和传染病为主转变为以慢性非传染性疾病为主，而非传染性疾病的致病原因更多与健康行为相关。研究发现，行为问题是目前占比相当大的一类死因（McGinnis & Foege，1993）。而与健康相关的行为问题又受到社会因素的深刻影响，包括个体收入、受教育水平以及工作等要素。因此，根据健康的社会决定因素理论框架，要构建促进个体健康水平和遏制健康损耗的干预系统，可从如下两方面采取行动：第一是日常生活环境；比如儿童早期成长发展、工作环境、居住环境、公共卫生服务的改善等；第二是社会结构性因素，包括社会规范、社会政策、政治制度的完善和进步等。

尽管健康的社会决定因素理论框架较为充分地阐述了影响健康的社会因素，但是如何在研究中真正确认这些因素的作用还存在诸多挑战。第一，在复杂的多因素路径中难以使用诸如随机试验这样较严格的方式进行因果论证，各个因素间存在相互作用。部分因素对健康的影响也许可以单独论证，但当其置于整个社会经济因素的体系内时，则对模型提出了更高的要求。第二，社会因素对健康的影响往往具有较长的滞后期，可能要经历几十年甚至几代人才能显现出来，尤其是像慢性疾病这样的健康指标。然而很少有研究能够对样本进行周期如此之长的追踪。第三，将该理论框架应用于改善健康的实际中时，需要整合多部门的信息，采取联合手段干预，而这通常面临诸多操作性的障碍。

（二）迁移流动作为健康的社会决定因素之一

从健康的社会决定因素理论来看，迁移流动状态，或者说迁移流动人口本身，就是健康的社会决定因素之一，这主要有两方面的原因。其一，迁移流动人口是具有选择性的一个群体。从可观测特征来看，这种选择性主要体现在年龄、性别、受教育程度以及健康状况等维度，这使得迁移流动人口和非迁移流动人口之间通常具有系统性的区别。人口迁移流动中的年龄选择性目前已达成基本的共识。通常来说，年轻人具有更强的迁移倾向，儿童时期和退休之后也是个体生命阶段中的迁移高峰（Rogers et al.，1978）。性别不仅是迁移选择性中非常重要的参数，其与迁移之间的关系也尤为复杂。在发达国家，女性具有和男性基本相同的迁移率。而在亚洲和非洲，男性的迁移率则明显高过女性。关于迁移人口的教育选择性，目前尚无相对一致的结论。一方面，多数研究认为，个体受教育水平越高，其迁移倾向越强（Todaro，1980）。另一方面，一些研究发现，受教育程度较低的贫困人口也是迁移者中的典型群体（Singh & Anayetei，1996）。迁移流动人口的健康选择在前文已有说明，在此不做赘述。与此同时，迁移流动人口的选择性在不同迁移特征的群体中也有区别。比如，对于老年移民来说，由于他们已退出劳动力市场，受教育水平和健康的积极性会相对较弱（Lu & Li，2020）。相较经济型原因驱动的迁移，社会型原因的迁移者中女性占比总是更高（段成荣 等，2008）。总而言之，迁移流动人口的自我选择性表明，当个体处于特定的迁移流动状态时，这种状态本就意味着迁移流动人口会具有一些典型的社会人口学特征。

其二，迁移流动过程会通过改变围绕个体的环境因素而加剧迁移流动人口的健康风险。一方面，迁移流动所带来的一系列可能加剧健康风险的社会因素变化存在于迁移流动的各个阶段。比如对于难民、非法移民群体来说，在迁移前以及迁移途中就可能遭遇战乱、自然灾害、政治迫害等健康冲击。联合国移民组织（IMO）数据显示，自2014年以来，全球已知有超过5万名移民在迁移途中丧生。另一方面，在制度性因素的影响下，迁移流动人口会受到身份制约。在部分公共服务和社会政策仍然与户籍身份或移民身份相挂钩的社会系统中，"身份"就决定了迁移流动人口所能享有的公共资源与服务水平。此外，"身份"还从隐性层面决定了迁移流动人口所面临的社会文化环境。迁移流动人口会更多地面临社会排斥、语言障碍、文化差异等问题。因此，围绕迁移流动状态或身份的社会条件会增加个体的健康脆弱性，从而使迁移流动相关要素成为可能影响健康的因素之一。

二、生命历程理论

（一）生命历程理论的起源与核心观点

早在 20 世纪 20 年代，以 Thomas 和 Znaniecki 为代表的芝加哥社会学派开始聚焦于生活史研究，并出版代表性著作《身处欧美的波兰农民》。这一分析范式突破了以往以数据堆积和抽象理论为基础的研究思路，转为深入实践、开展调研，注重研究对象对其生活经历的"一手"叙述。尽管这一研究范式在当时并未引起广泛关注，但其为生命历程理论（life course theory）的诞生奠定了重要基础。直至 20 世纪 60 年代后，生命历程理论才被正式提出并全面兴起。生命历程理论诞生于一定的时代背景之下。第一，再度爆发的世界大战、冷战、经济危机、越南战争、民权运动等重大社会事件的相继出现，对个体生活轨迹产生深远影响，促使学界对个体生命历程与社会变迁之间关系的思考。第二，移民的快速增长强化了美国社会生态的复杂性，人口的种族及民族多样性凸显，由此引发出学界对于个体生活轨迹群体异质性的思考。第三，由于生育率和死亡率的下降，以及人均预期寿命的增加，美国社会经历了人口年龄结构的巨大变迁。人口老龄化使得对生命早期经历与后期结果关系的探索具有了现实可能性，并强化了学界对社会力量塑造个人终身发展轨迹的研究兴趣。第四，从生命史研究到生命历程理论提出的几十年间，纵向研究项目和追踪数据的极大充实，从技术层面推动了对个体生命历程的探索，并促成了终身发展理论及研究方法的形成。

在这样的时代背景之下，生命历程理论逐渐成形。Ryder 于 1965 年发表了关于队列分析的开创性文章，提出通过队列来分析社会变迁的两条路径：一是考察队列内部在整个生命周期上的发展，二是考察社会变革对不同队列的差异性影响及其后果。Riley 等（1972）的研究强调了从社会学角度分析年龄的重要性，指出个体随着生命历程的老化是一个社会过程，同时，年龄也是社会和群体的分层标准之一。直至 1974 年 Elder 出版《大萧条的孩子们》一书，生命历程理论才被正式提出。Elder 在书中追踪了20 世纪 20 年代出生队列在大萧条影响下的生命轨迹，考察了重大社会历史变迁对个体生命历程的影响。

此后，生命历程理论又不断得到发展和丰富，不仅逐渐成为社会科学研究中一个非常重要的理论视角，也成为一种经典分析范式。在 Elder（1975）的定义中，生命历程将人生轨迹视为一系列由社会规定的角色与生命事件所组成的序列，其排列方式基于年龄层次，反映年龄背后的社会期望。决定和塑造生命历程的关键要素包括：①一定的历史和地理位置（lives in time and place）。个体生命历程形成于特定的时空条件之下，也即生命历程受到队列效应和时期效应的影响；②相互联系的生活（linked lives）。个体所经历的生活事件相互关联，个体的生命历程也与他人的生命历程彼此相关。③生活的时间性（timing of lives）。角色与事件所发生的生命时间及所处的历史时间对个体生命轨迹的塑造同样重要。④主观能动性（human agency）。个体生命历程在受制于结构性力量的同时，也被自我选择的过程所影响。可以说，生命历程理论找到了个体生命与社会意义的联结点，并关注塑造个体生命轨迹的内在结构以及外在社会力量。具体来说，生命历程研究的分析范式可分为两类：一类是探索群体内部的差异或不平等如何随着生命历程（或时间）的推进而变化；另一类是通过对不同出生队列生命历程轨迹差异的研究，考察社会变迁的过程和历史发展的趋势。

（二）累积劣势与健康不平等

早期的生命历程研究主要集中于家庭、职业以及地位获得等生命过程，后来逐渐扩展到健康领域。生命历程理论在健康领域的应用缘起于流行病学研究（Kuh et al.，2003）。大量证据显示，当期因素不足以阐述发病诱因，而需充分回溯生命"上游"经历，因此一种对健康的纵向研究视角被提出。在生命历程的视角下，个体健康是一个终生发展的过程，健康结局的塑造源于社会条件在整个生命周期中的作用发挥。这意味着，一方面，个体的健康状况与生命早期经历及社会经济因素存在关联；另一方面，这种关联导致了不同社会群组间的健康差异，这种差异在整个生命历程中随时间的增加而变化（Mayer，2009）。概而言之，在健康研究领域，生命历程研究关注健康不平等在整个生命历程当中的变化以及作用机制。大量经验研究表明，健康不平等随时间推移而呈现出不断加强的趋势。这一现象在不同国家及社会的研究情境下均得到验证（石智雷和吴志明，2018；Leopold & Leopold，2018）。

要解释这一现象，主要采用累积优势/劣势理论（theory of cumulative

disadvantage/advantage）。这一理论最早由 Merton（1968）在描述科学界的职业分层时提出。他发现科学家的声誉回报会随着时间的推移而增长，也即奖项总是给予已拥有较高声誉的科学家，而不知名科学家的贡献能见度则会被进一步降低。这种声誉累加的现象被称为"马太效应"（Matthew effect）。当这种现象拓展到社会分层时，所描述的就是社会系统中的不平等生产过程，累积优势/劣势理论由此被提出。具体来说，所谓累积优势，即在社会经济地位或健康状况上处于有利地位的群体，会通过资源和机会的不断增加，而巩固和进一步扩大优势。反之，在社会经济地位或健康状况上处于劣势地位的群体，之后所面临的风险和障碍也会更多，这就导致了其进一步的劣势，也即累积劣势（Diprete & Eirich，2006）。总体来说，累积优势/劣势的过程，就是已占据优势/劣势的群体，其优势/劣势进一步扩大的过程。这是结构性力量与个体行动交互作用并呈现在时间维度上的结果。

在健康研究领域，此理论多被称为累积劣势理论。根据这一理论，如果将个体健康视为一条发展轨迹，那么健康损耗的发生主要与两个因素有关：一是个体所处的结构性位置，二是在结构约束下的健康脆弱性随时间推移而累积。这种累积可分为两种类型：一是单一风险的持续性暴露，二是多风险的累积暴露（Gabard-Durnam et al.，2019）。在第一种类型下，健康损耗源于风险暴露持续时间的增加。第二种类型则是单一风险累变为多风险，也即健康损耗面临暴露次数和持续时间的同时增加。第二种类型也称为风险链模型（risk chain process model），是累积劣势的一种典型情况（Kuh et al.，2003）。具体而言，是指一种风险暴露会增加下一种风险暴露发生的可能，也即风险暴露之间存在相互关联。其对健康结局的影响存在两种可能的形式。一是加和效应，也即每一次的风险暴露都对健康状况具有独立影响，风险暴露以累积的方式增加疾病风险。二是触发效应，这是指早期风险暴露对于健康结局没有影响，只有风险链在传递到最后一环时，才对健康产生影响。这一模型多应用于有关社会经济劣势与健康结局关系的研究中。这些研究发现，生命早期劣势可能会增加个体经历较低水平教育的风险，而较低的受教育水平又会进一步增加就业质量较差和工资水平较低的风险，最终增加不良健康结局的发生风险。

然而，还有一些研究表明，劣势随时间的累积并非单调的线性发展过程。比如不同社会经济地位群体的健康风险因素暴露水平的差异有可能随着生命历程的推进而缩小，从而导致健康不平等趋势的弱化（House et al.，1994）。尽管大部分群体的健康水平会在遭遇劣势处境时下降，但还有部分群体的健康水平或下降程度较小甚至没有下降，或在下降后得到恢复，甚至比以前更高（Masten，2011）。这些发现意味着劣势处境对个体健康的影响不一定一直存在，其累积的过程可能会发生变化。在认识到这一现象后，研究随即指向了"为什么"这个问题。基于此，Ferraro 等（2009）提出累积不平等理论（cumulative inequality theory）。该理论强调了生命历程中风险和资源的结合，并认为资源与机会的介入可以强化个体应对风险的能力，进而打破原有的风险链条，削弱、抵消甚至逆转劣势处境对健康的不利影响（Hayward & Gorman，2004）。

资源在累积劣势和健康结局之间产生调节效应，并主要具有如下特性：第一，资源是个体所拥有的一种禀赋要素；第二，资源所产生的结果通常是积极的；第三，资源的构成主要来自个体和环境两个层面。个体资源禀赋主要包括心理和能力两个维度。其中，心理禀赋体现为对事件的理解和反馈，由先天遗传和外部环境共同塑造而形成。在不同的心理禀赋下，个体会形成差异化的行为方式（唐永红和陈庆鹏，2021）。能力禀赋指个体后天所积累的人力资本，通常以受教育水平或经验技能来反映。个体从环境层面获得的资源，与环境所能提供的社会支持有关，这种社会支持根据来源可分为三类：一是来自家庭的社会支持。完整的家庭结构、良好的家庭关系、强大的家庭凝聚力，共同构成具有支持性的家庭环境（Rutter，2001），在这样的家庭环境中，个体能够获得更充分的物质、情感以及心理资源，以此缓冲风险暴露所带来的不利影响。二是来自社会交往中的支持。社会交往可以扩大个体所能获得的支持网络，与邻里、朋友，以及同事等构筑的社会关系，有利于经验和信息的交流与分享，从而强化了个体应对冲击、压力等劣势处境的能力（Doll & Lyon，1998）。三是来自社会和制度环境的支持。这主要通过良好社会环境的构建，以及丰富的基础设施及服务的提供，来强化个体的资源禀赋。

（三）时机效应与队列效应

生命历程理论通过解构传统意义的时间观，找到个体时间、社会时间与历史时间的联结点（包蕾萍，2005）。其中，生命时间表示个体在生命周期中所处的阶段，社会时间是反映一般社会期望的特定角色扮演时间，历史时间具体指个体出生年份，反映了个体在一定历史情境中的位置。对于个体来说，事件所发生的生命时间、社会时间以及历史时间，是理解其人生轨迹多样性的关键。由此可见，生命事件对于个体的影响，或者说对于人生轨迹的塑造，不仅取决于该事件在生命历程中的发生时机，也取决于个体所处的不同社会历史时期。前者表现为生命历程的时机效应，后者则表现为队列（或世代）效应。

生命历程理论对于时机效应的强调可以通过关键时期模型（the sensitive period model）来解释。这一模型在健康研究领域的应用尤其广泛，主要强调了风险暴露在生命过程中的发生时机，认为相比于其生命时期，敏感时期的风险暴露会对健康产生更大的影响（Kuh et al., 2003）。敏感时期效应通过生物和社会两条机制而产生。从生物机制来说，在敏感时期内的风险暴露会引起身体结构和功能的改变。比如相较其他生命阶段，儿童时期是人体大脑及神经内分泌系统可塑性较强的时期，因此，生命早期逆境会干扰大脑发育，进而增加疾病的发生风险（刘婉旭和孙莹，2021）。从社会机制来说，由于个体在不同生命阶段所具有的能力、资源，以及所扮演的角色存在差异，因此对于风险的应对机制和产生的相应后果也会不同。

队列效应是指，各个时期历史背景和制度安排的差异，会通过社会化过程对时代进程中的个体产生不同影响，进而生成队列间的差异。不同出生队列的群体，会在社会变迁中通过不同的路径来塑造各自的人生轨迹，进而导致队列间生命轨迹和发展模式的差异（Elder，1974）。比如有研究发现，对于中国的老年人而言，其童年时期的不利处境对其健康的影响会随着出生队列的推进而逐渐增加，这与中国压缩的疾病转型模式以及医疗保障市场化改革有关（焦开山和包智明，2020）。可以说，对出生队列效应进行考察，可以反映社会结构在个体成长中的作用。

（四）生命历程理论下的流动人口健康损耗

在信息与技术发展的助推下，地理空间中的移动更加容易实现，这使得人口的迁移流动不仅表现出作为社会现象的普遍性，也表现出作为一个个体生命事件的普遍性。根据生命历程理论，生命事件的发生是一种转变，描述了状态的变化。相邻转变之间的时间跨度则是状态的延续。而轨迹的塑造，则不仅取决于构成转变的生命事件本身，还取决于转变发生后状态的延续时间。如果说前者是一种转折效应，那么状态的延续则是一种累积效应。从这个角度来说，在考察人口流动对健康轨迹的塑造时，就不可忽视流动时间，也即流动状态的延续所带来的累积效应。也就是说，将流动过程作为时间维度来考察流动人口健康在这一过程中的变化。

根据累积优势/劣势理论，要以流动状态的持续来塑造流动人口的健康状况，则需要了解流动人口所处的结构性位置。结合文献来看，相对本地人口而言，流动人口在流入地社会往往处于不利的结构性位置。第一，流动人口的社会经济状况往往较差。流动人口受教育水平普遍偏低，接受继续教育和培训的机会相对有限，因此人力资本匮乏。尽管流动提高了收入水平，但相较于本地人口，仍然存在收入剥夺的情况。从工作状况来看，与国际移民相类似，我国流动人口所从事的行业往往也具有工作强度大、工作环境差、危险性较高，且劳动权益保障不足等特征。第二，流动人口面临与身份有关的制度障碍。在我国社会保障体系的发展过程中，存在户籍制度与公共服务获取相挂钩的阶段，导致流动人口在流入地不能得到相应的社会和医疗保障。研究发现，流动人口的医疗保险覆盖水平通常较低，公共卫生服务的利用程度也相对不足（周钦和刘国恩，2016）。第三，流动人口还面临与身份有关的文化壁垒。这种文化壁垒主要体现在两个层面：一是如语言障碍这样的显性层面。有研究发现，语言障碍会影响流动人口的就业机会和收入水平（霍灵光和陈媛媛，2018）；二是如社会歧视和社会排斥这样的隐性层面。流动人口会因为外来者的身份而遭受偏见和污名化（Boen & Hummer，2019），从而影响其在迁入地的公共服务获取、就业机会获得以及工作收入增加等。综上，从影响方面来说，持续的流动可能会形成健康风险的累积。从作用机制来说，这与流动人口在不利处境之中维持健康资本能力的缺乏有关。

但同时，这种累积效应可能在不同流动人口群体间存在差异。根据资源禀赋对累积风险的调节作用，由于不同的个体特征、环境特征，甚至在不同生命阶段中，个体资源禀赋会有一定差别。这种差别往往会较为系统地体现为不同社会人口学特征群体的风险暴露后果。尽管这并非是对资源调节效应的直接验证，但确实可以从侧面加以反映。以人口流动过程中两性的不同处境为例。两性所面临的制度和社会环境不同，由于外来者身份的边缘化位置以及性别不平等的延续，女性流动人口往往处于劳动力市场的劣势地位，不仅就业的稳定性更差，且更容易遭遇收入剥削（Dominguez-Mujica et al.，2014）。性别工资差距会在流动人口群体中进一步拉大（Mousaid et al.，2016）。而相较女性，男性流动人口的就业质量往往更高，实现职业转换的速度更快，获得晋升的概率更大（Chattopadhyay，1998）。此外，女性流动人口更可能处于社会保障和公共资源的覆盖盲点，尤其在本地医疗服务的使用过程中，她们面临更多主观及客观层面上的障碍（Fan et al.，2013）。从家庭环境来看，已婚女性在流动中多处于随迁地位，容易形成对配偶的经济与情感依赖，这增加了在亲密关系中遭受伴侣暴力行为的风险（Del Amo et al.，2011）。同时，由于迁移选择性，作为随迁的女性人口也因较少的健康选择、较弱的迁移动机和较少的迁移准备而在个人能力上处于弱势地位；更可能处于个体、家庭以及社会和制度环境层面的弱势地位，因而导致更大的风险积累和更差的健康结局。

从时机效应来看，在促成轨迹多样性的因素中，事件发生的时机就是其中之一。事件发生于生命的不同阶段，其背后含义各异，对于人口流动这一生命事件来说也不例外。一方面，在不同生命阶段，由于个体生长发育的差异，劣势处境对于个体健康的冲击程度存在生物路径上的差异。另一方面，不同流动时机与流动者的自我选择性程度、流动原因、生存发展路径等因素相关。从队列效应来看，我国流动人口在规模增长的同时，也出现明显的代际分化。2010 年，国务院在一号文件中首次使用"新生代农民工"这一概念，"80 后""90 后"流动人口逐渐成为主体。伴随着经济体制转型、市场经济发展壮大，以及新型城镇化战略的提出，不同世代流动人口在成长环境、个人特征、流动动机、适应能力、就业情况、与家乡的联系及流动模式等方面均存在一定差异（和红和智欣，2012）。这些因素都决定了不同队列流动人口具有不同资源、能力以及价值观念。因此，对于流动人口健康损耗异质性的考察不可忽略队列效应。基于以上理论基础，本书构建了如图 2-1 所示的分析框架，基于健康的社会决定因素理论，引入对迁移流动相关要素所产生的健康效应的关注；基于生命历程理论的累积劣势理论和风险链模型，提出对"暴露累积性"的关注；基于生命历程理论的时间观和资源补偿理论，提出对"累积的不均等性"的关注。具体来说，本书将对如下问题进行探讨：第一，我国流动人口的基本特征和总体健康状况如何；第二，我国流动人口是否在流动过程中经历健康损耗［流动状态的延续（流动时间）对于流动人口健康产生怎样的影响］，以及我国流动人口的健康损耗在流动时机和出生队列维度上具有怎样的异质性，且是否受到资源禀赋要素的调节；第三，我国流动人口健康损耗的机制是什么。

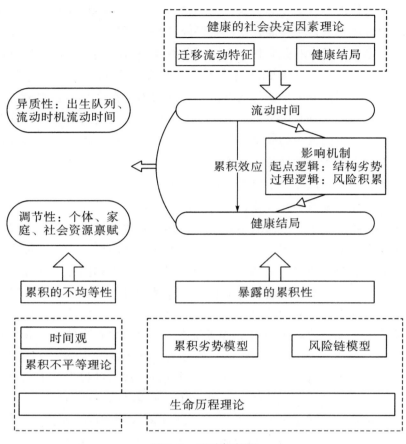

图 2-1　理论框架图

第三章 我国流动人口的基本健康状况分析

自改革开放后，伴随着经济发展和城镇化进程的快速推进，我国经历了大规模的人口流动，并成为全球范围内拥有流动人口数量最多的国家。作为"健康中国"战略的重要组成部分，流动人口的健康引发全社会范围内的高度重视，并成为提高我国居民整体健康水平的重要着力点，也是国家公共卫生体系改革的实施关键。为此，本章对我国流动人口的基本健康状况展开描述分析，为进一步了解其动态健康过程奠定基础。本章所用到的指标包括自评健康状况、慢性疾病患病率、两周患病率、预期寿命及健康预期寿命指标。

第一节 流动人口的自评健康和患病状况

本节所用指标的具体说明如表 3-1 所示。其中，预期寿命和患病率是反映群体健康所常用的两大类指标。本节在考察流动人口预期寿命的同时，还测算了流动人口的健康预期寿命。就患病率来说，本节参考《卫生健康统计年鉴》，并结合数据库的指标可用性，选取了慢性疾病患病率和两周患病率指标。同时，还考察了自评健康状况这一综合健康指标。

这里对年份数据的选取做简要说明。第一，对预期寿命的测算采用了 CFPS2012 至 2018 年的追踪数据。这是由于：其一，CFPS2020 尚未公布家庭关系数据库，因此无法匹配 2018 年家庭库中的调查样本在下一期追踪时的生存状态；其二，CFPS 2010 年自评健康状况的评级方式有别于其他年份，可能导致与其他年份健康预期寿命的不可比性。因此在测算预期寿命相关指标时，本节采用 CFPS2012 至 2018 年的四期调查数据。第二，基于上述第二条原因，在分析流动人口自评健康状况时也排除了 CFPS2010 的数据；在分析疾病指标时，则采用 CFPS2010 至 2020 年的六期调查数据。

表 3-1 描述分析所用指标的定义

指标	定义
自评健康状况	您认为您当前健康状况如何
慢性病患病率	过去 6 个月内，您是否患过经医生诊断的慢性疾病
两周患病率	过去 2 周内，您是否有身体不适

一、自评健康状况

自评健康状况是个体对自身健康状况的主观判断，该指标对于诸多其他身体状况和疾病具有预测作用，是世界卫生组织推荐的用于测量人群健康的一项重要指标（Suchman et al.，1958）。如表 3-2 所示，总体来看，我国流动人口自评健康状况以"健康"为主，占比在各个调查年份均达到 70% 以上，"一般"和"不健康"的占比较低。从时间趋势上来看，从 2012 年到 2020 年，流动人口自评健康状况为"健康"的比例在逐渐上升，8 年间增加了近 10 个百分点。自评健康状况为"一般"的比例相应收缩，从 2012 年的 17.32% 下降至 2020 年的 7.65%。而自评为"不健康"的比例则保持相对稳定，始终在 10% 左右。整体而言，流动人口自评健康状况随着时间推移而有所改善。

表 3-2 2012—2020 年我国流动人口的自评健康状况

单位:%

健康状况	2012 年	2014 年	2016 年	2018 年	2020 年
健康	72.38	79.09	77.22	79.63	82.29
一般	17.32	12.92	13.65	10.54	7.65
不健康	10.29	7.98	9.12	9.82	10.06

为了结果呈现的简洁性，笔者在接下来的异质性分析中只列出了自评健康状况为"健康"的比例（见表 3-3）。从性别差异来看，相对女性流动人口而言，男性流动人口自评健康状况整体更好，自评健康状况较好的比例在不同调查年份始终高于女性。从 2012 至 2020 年，男性流动人口和女性流动人口自评健康状况较好的比例呈增长趋势，但女性流动人口的总

体提升幅度大于男性，与男性流动人口自评健康状况的差距趋于缩小。从年龄异质性来看，流动人口自评健康状况随年龄增长而变差，最低年龄组自评健康状况较好的比例比最高年龄组高出 30% 到 40% 多。从 2012 年到 2020 年，各年龄组流动人口自评健康状况较好的比例均呈增长趋势，这种增长趋势在高年龄组中更为明显。从学历异质性来看，随着学历水平的提高，流动人口自评健康状况趋于更好。从 2012 年到 2020 年，不同学历流动人口自评健康状况较好的比例均呈上升趋势，这种提升幅度随学历层次的升高而减小。小学学历的流动人口群体，其自评健康状况随时间推移的改善幅度最大。

表 3-3　2012—2020 年我国流动人口分人口学特征的自评健康状况

单位:%

	2012 年	2014 年	2016 年	2018 年	2020 年
男性	75.53	82.22	78.67	80.38	82.93
女性	69.50	76.06	75.84	78.94	81.66
<30 岁	86.20	92.37	88.77	91.00	90.34
30~39 岁	73.10	86.58	82.03	85.43	90.47
40~49 岁	64.78	72.76	75.10	76.36	80.75
50~59 岁	46.45	61.75	64.41	61.74	69.72
≥60 岁	50.85	51.06	51.60	56.39	59.30
小学以下	52.47	57.38	53.80	56.39	55.56
小学	59.41	72.33	77.01	73.96	73.77
初中	68.86	78.83	80.00	81.31	81.96
高中	76.68	85.68	78.82	79.94	83.85
高中以上	86.32	91.01	85.26	86.24	87.37

二、慢性疾病患病率

中国的流行病学在过去几十年里经历了快速转变，非传染性疾病，也即慢性疾病逐渐成为居民的主要死亡原因和疾病负担。《"健康中国 2030"规划纲要》明确提出目标，慢性疾病造成的过早死亡率要到 2030 年时下降三分之一。慢性疾病患病率的攀升与快速城市化所带来的环境和生活方式转变有直接联系。具体来说，慢性疾病的致病风险因素与个人的健康风险行为和生活习惯有关，比如吸烟、饮酒、缺乏锻炼、饮食结构不合理等。可以说，慢性疾病的产生是由于潜在风险随时间推移变成了实际的健康问题。伴随着城市化过程中的人口流动和集聚，流动人口可能被置于慢性疾病的患病风险之中。与此同时，由于流动人口更可能存在医疗服务资源利用不充分的情况，而慢性疾病的预防和治疗有赖于提前的医疗筛查，因此，慢性疾病是考察流动人口健康状况的一项重要指标。

CFPS 问卷询问了受访者在过去半年内是否确诊有慢性疾病，在分析时将回答"不清楚"这一选项按缺失值处理。表 3-4 中，笔者只展示流动人口确诊了慢性疾病的比例。可以看到，从 2010 年到 2020 年，我国流动人口患有慢性疾病的比例始终在 10%至 14%之间，总体波动幅度不大。从人口学特征的异质性来看，女性流动人口患有慢性疾病的比例略高于男性。这种性别差异从 2010 至 2020 年呈现出先扩大后缩小的趋势。总体而言，流动人口的慢性疾病患病率随年龄的增长而提高，且增速随着年龄增长而加快，30 岁以下群体的慢性疾病患病率总体为 3%至 6%，而在 60 岁及以上年龄组中这一比例达到 20%至 40%。从 2010 年到 2020 年，各年龄段慢性疾病患病率的变化不大。流动人口患慢性疾病的比例总体上随学历的提高而下降。从 2010 至 2020 年，这种慢性疾病患病率的学历分化随时间推移而有所增强，但在 2020 年出现弱化。

表 3-4　2010—2020 年我国流动人口总体及分人口学特征的慢性疾病患病率

单位:%

	2010 年	2012 年	2014 年	2016 年	2018 年	2020 年
总体	12.11	10.26	13.69	11.53	13.36	11.72
男性	11.46	9.51	12.17	9.59	11.64	11.57
女性	12.65	10.96	15.15	13.40	14.97	11.86
<30 岁	4.74	4.35	5.99	4.74	3.91	4.58
30~39 岁	7.40	9.37	6.81	7.00	7.9	7.88
40~49 岁	12.16	13.47	12.35	10.36	12.3	11.35
50~59 岁	19.12	18.70	25.52	20.26	25.58	24.64
≥60 岁	28.90	21.56	40.60	34.38	39.5	28.68
小学以下	19.65	14.38	24.75	22.73	29.91	20
小学	10.03	13.45	18.7	15.44	23.97	14.29
初中	9.71	8.06	12.38	10.68	11.14	12.5

表3-4（续）

	2010 年	2012 年	2014 年	2016 年	2018 年	2020 年
高中	11.36	11.69	11.29	12.77	12.18	13.23
高中以上	12.62	9.22	10.92	8.15	8.89	8.42

三、两周患病率

两周患病率作为短期健康情况的反映，也是认识流动人口健康的重要指标之一。与慢性疾病患病率不同，两周患病率所反映的往往是外部环境所造成的冲击，这种冲击通常能较快反映在健康结局上。对于流动人口来说，其居住和工作环境所具有的一些典型特征是对其短期健康产生冲击的外部环境要素，如缺乏劳动权益保障、超时劳动严重、工作环境的卫生条件较差、人均居住面积较小、居住稳定性较差等。而这样的环境特征就使得流动人口更可能处于较大的患病风险之中。

CFPS 问卷询问了受访者在过去两周内是否身体不适，在分析时将回答"不清楚"这一选项作缺失值处理。如表 3-5 所示，总体来看，自 2010 年到 2020 年，我国流动人口的两周患病率为 20% 至 30%，各年度间数值波动不大。相对男性流动人口而言，女性流动人口的两周患病率更高。流动人口短期患病率随年龄增加而上升。从 2010 年到 2020 年，30 岁以下和60 岁及以上群体的两周患病率有着相对其他年龄段群体更为明显的增长。流动人口两周患病率总体上随受教育水平提高而下降。从 2010 年到 2020年，流动人口两周患病率的学历分化明显加强，不仅表现为学历层次越高则患病率越低，还表现为受教育程度最低的这部分群体出现了患病率增长更为明显的现象。

表 3-5　2010—2020 年我国流动人口总体及分人口学特征的两周患病率

单位：%

	2010 年	2012 年	2014 年	2016 年	2018 年	2020 年
总体	22.53	28.30	26.97	24.75	27.80	23.87
男性	19.29	25.63	21.87	20.38	24.31	19.52
女性	25.21	30.79	31.92	28.98	31.06	28.14
<30 岁	14.91	21.74	21.86	19.75	24.78	22.06
30~39 岁	17.21	27.19	18.80	23.70	26.42	17.93

表3-5(续)

	2010 年	2012 年	2014 年	2016 年	2018 年	2020 年
40~49 岁	26.54	28.16	27.49	20.72	24.06	24.86
50~59 岁	32.60	47.97	42.76	30.72	30.23	30.43
≥60 岁	33.14	41.92	42.31	40.36	42.21	37.21
小学以下	31.76	33.13	39.6	31.82	38.79	41.54
小学	22.43	34.52	27.24	26.97	25.14	23.21
初中	19.42	26.74	26.72	23.8	27.36	22.19
高中	21.46	26.3	23.69	22.74	29.81	25.68
高中以上	20.92	25.53	23.06	22.26	24.31	20.21

第二节 流动人口的预期寿命及健康预期寿命

（一）方法介绍

预期寿命（life expectancy，LE）是考察群体健康水平的重要指标，人均预期寿命的增加也是"健康中国"战略的远景目标之一。而在人均预期寿命不断增加的老龄化社会中，人们不仅开始注重生命长度的增加，也开始注重生命的质量。世界卫生组织也提出："单纯寿命的增加而不是生命质量的提高，是没有价值的，健康寿命比寿命更重要"。此后，健康预期寿命（health life expectancy，HLE）这一概念逐渐引入，用以同时测量生命的长度和评价生命的质量。目前，预期寿命和健康预期寿命逐渐成为国际认可的衡量人群健康状况以及反映社会发展水平的重要指标。

本节采用多状态生命表法测算流动人口预期寿命和健康预期寿命。相较基于横断面调查数据的苏利文法，多状态生命表法基于纵向数据，采用动态的发生率数据，从而能够更加真实地反映健康状态的变化，获得对健康预期寿命更精准的测算结果。本节选取自评健康状况指标反映健康状态，原因如下：其一，相较客观健康指标，主观健康是对健康状况更加综合的反映，并对个人的医疗资源利用、躯体健康变化以及死亡率有着重要预测作用。因此，自评健康状况成为健康预期寿命研究对健康的定义标准之一（黄匡时，2018）。其二，尽管还有大量研究采用活动限制、自理能力等指标，但这些指标无论在应用中还是测量中，多针对中老年群体，若运用于本研究，则会损失大量其他年龄段的流动人口样本。

构建多状态生命表的过程总体如下：第一，以每 5 岁为一个年龄组，分别记录每个年龄组在当期时点的健康状态及下一个追踪时点的生存状态和健康状态；第二，根据相邻时点的健康状态的变化，估计出健康转换概率，由此计算出一系列生命表指标。由于个体根据其生存和健康情况可划分为健康、不健康和死亡三种状态，因此相邻两个调查时点间的健康状态的变动也就包含了六种形式：健康-健康、健康-不健康、健康-死亡、不健康-健康、不健康-不健康、不健康-死亡。具体来说：l 表示人数，m 表示健康，w 表示不健康，x 表示年龄组，d 表示死亡，n 表示年龄组间距（$n=5$）。l_x 为 x 年龄组在调查时的现存人数，l_x^m 则为 x 年龄组在调查时的现存健康人数。生存人年数为 $L_x=(l_x+l_{x-n})\cdot n/2$，健康生存人年数则相应表示为 $L_m^x=(l_x^m+l_{x-n}^m)\cdot n/2$。累计生存人年数 T_x 为所有年龄组人生存的年数累计，累计健康生存人年数 T_x^m 为所有年龄组健康人的生存年数累计。累计生存人年数与尚存人年数的比值 T_x/l_x，即个体预期寿命 e_x，累计健康生存人年数与尚存人年数的比值 T_x^m/l_x 则为个体健康预期寿命 e_x^m。

（二）趋势及特征

第一，图 3-1 反映了不同年龄组流动人口的预期寿命和健康预期寿命。图中黑色线条表示预期寿命，灰色线条表示健康预期寿命。可以看到，2014 年到 2018 年，我国流动人口预期寿命和健康预期寿命均有所增加，但增加幅度随着年龄的增加而有所下降。在中青年群体中，预期寿命及健康预期寿命的增加最为明显。在不同年龄组别中，健康预期寿命总是低于预期寿命，且随着年龄的增加，健康预期寿命占预期寿命的比重逐渐降低。2014 年到 2018 年，中低龄流动人口预期寿命的质量明显提升，健康预期寿命占预期寿命的比重有所增加；而在老年流动人口群体中，预期寿命的质量却有所下降，健康预期寿命占预期寿命的比重有所降低。

第二，图 3-2 展示了 2014 年至 2018 年不同年龄组流动人口预期寿命的性别差异。可以看出，总体而言，女性流动人口较男性流动人口的预期寿命更长。然而，各年数据显示，预期寿命的性别差距在年龄维度上呈现出趋于平稳而后逐渐缩小的趋势。在进入中老年阶段之前，男性流动人口与女性流动人口预期寿命的差值始终为负值，但在进入中老年阶段，尤其是进入高龄阶段后，二者差值逐渐接近于零甚至为正值，这表明男性流动人口的预期寿命开始接近或超过同年龄段的女性流动人口。预期寿命性别差距在老年阶段缩小的可能原因在于,一方面,接受调查的高龄男性人口受到存活效应的影响,另一方面,高龄女性带病生存的情况更加明显(宋靓珺和杨玲,2020)。对比各年度数据来看,2014年到2018年,流动人口预期寿命的性别差距总体上呈现缩小趋势。

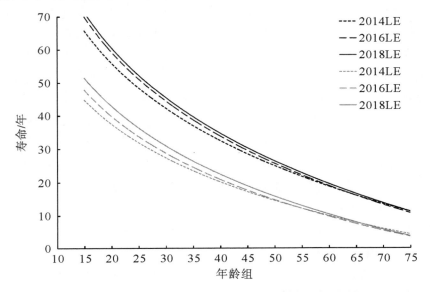

图 3-1　2014—2018 年流动人口的预期寿命和健康预期寿命

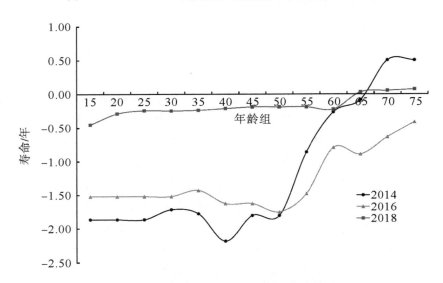

图 3-2　2014-2018 年流动人口预期寿命的性别差异

第三，图3-3呈现了流动人口健康预期寿命占预期寿命比重的性别差异，灰色线条表示男性，黑色线条表示女性。可以看出，在2018年之前，女性流动人口健康预期寿命在预期寿命中的占比相对男性而言更低，也即尽管女性流动人口预期寿命更长，但其预期寿命的质量却更差。在2018年的数据中，男性流动人口和女性流动人口的预期寿命质量均得到明显提升，这种提升在女性流动人口中更为明显，女性流动人口健康预期寿命占预期寿命的比值超过男性。其可能的原因在于卫生健康事业的进步以及医疗服务水平的提高，对女性流动人口生存质量的边际影响更大。

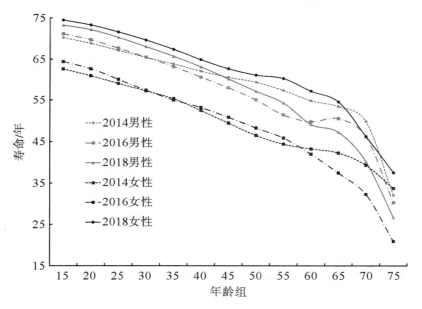

图3-3　2014—2018年流动人口健康预期寿命质量的性别差异

第三节　本章小结

本章结合多元数据，对我国流动人口的基本健康状况展开描述分析，主要结论如下。

第一，近年来，我国流动人口的健康状况总体上有所改善。这体现为预期寿命和健康预期寿命的增加，以及主观健康水平（自评健康状况）的提高。当然，需要说明的是，所反映的不同调查时期中我国流动人口的健康水平，并不能说明流动过程中流动人口健康状况的变化情况。与此同时，我国流动人口的慢性疾病患病率和两周患病率保持着相对稳定的水平。流动人口健康水平的逐年提升与我国公共卫生事业的进步，以及国家战略层面对流动人口健康问题的强调有关。健康教育、宣传等手段，推进了流动人口基本公共卫生服务均等化，提高了流动人口对公共卫生服务需求的满意度。劳动力市场的日益完善以及户籍制度改革的推进，也使流动人口的社会生活体验和工作环境得到改善。

第二，不同特征流动人口的健康状况具有强烈的异质性。其一，基于大部分健康指标的结果表明，女性流动人口的健康状况要差于男性流动人口。这体现为女性流动人口具有更高的患病率以及更差的自评健康状况，尽管女性流动人口的预期寿命相对男性而言更长，但在预期寿命的质量方面却处于相对弱势。尽管近年来各健康维度下的性别差异有所弱化，但女性流动人口可能的、更高的健康风险仍然亟待重视。其二，随着年龄的增加，流动人口的健康状况呈现出逐渐恶化的趋势，且健康恶化的幅度随着年龄增长而变大。老年流动人口不仅患病率更高，预期寿命的质量也更低。这意味着，老年流动人口的健康状况很可能受到"老年"和"流动"双重劣势的影响。其三，我国流动人口健康状况存在较为明显的学历分化。流动人口受教育水平越高，其健康状况越好，但这种梯度模式主要反映在较低学历层次阶段，在较高学历层次阶段，受教育水平的提升并不一定带来明显的健康改善。

以上分析结果意味着，我国流动人口中存在着多元化的健康风险，要提升流动人口健康水平，尤其要关注流动人口中的健康弱势群体。女性流动人口、老年流动人口及人力资本禀赋较低的流动人口的健康状况和健康需求应被给予更多关注。

第四章　我国流动人口的健康损耗分析

　　第三章对我国流动人口的基本健康状况进行了描述分析，在静态视角下对流动人口健康状况总体水平及异质性水平进行了考察，但对流动人口在流动过程中的健康变化仍然缺乏了解。而对流动过程健康效应的考察，正是深入理解流动人口健康问题的特殊性、重要性，以及流动过程深层社会经济意义的关键所在。事实上，我国流动人口群体在数量规模增长和结构异质性增加的同时，其背后亟待解决的社会问题也愈加突出。人口流动改变了个体所处的环境状态，流动人口的认知观念和行为模式面临在流入地的重塑，流动本身更会对个体的生理和心理产生直接冲击，造成潜在的健康风险。根据现代健康观，健康结局与整个生命过程中的社会、经济和文化环境有关。从这个角度来说，流动过程本身就会成为流动人口健康状况的影响因素。那么流动人口健康状况是否会在流动过程中发生损耗？基于不同健康指标，这种损耗具有怎样的差别？不同流动人口群体之间的健康损耗是否存在异质性？流动人口的健康损耗又受到什么因素的调节？本章基于"是否存在""异质性"以及"调节效应"这三个问题，分为三个部分，并围绕这些问题展开研究。

第一节　流动人口的健康损耗研究

一、研究假设

　　在流动过程中，流动人口健康状况经历怎样的变化？流动过程所产生的究竟是健康促进效应还是健康损耗效应？这些都与流动过程的性质有关。人口流动是一个伴随着诸多变化的过程，也因此是一个充满压力的过程。因为任何需要个体重新调整其平常行为模式的环境、社会，以及内在因素都可能构成压力源（Holmes & Rahe，1967）。流动过程中的转变越多，流动人口适应和融入新环境的难度就越大，所感知到的压力也就越大。对于流动人口来说，与流动有关的变化主要有以下三类：一是物理转变，包括自然环境、生活习惯（如饮食）等在内的变化。二是社会转变，包括社会身份、经济地位以及社会关系的变化。具体来说，在经济型原因的驱动下，人口流动通常伴随着职业变动，流动人口要面临新的工作环境。背井离乡意味着与流出地社会关系的脱离或中断，而在流入地构建新的社会网络的难度又较大。此外，由于社会参照群体的变化，流动人口面对社会经济地位更高的本地人口时，这种"上偏社会比较"可能会降低其对自身社会阶层的判断水平。三是文化转变，包括文化规范和价值观念的转变。文化转变的程度与流出地和流入地之间的文化距离有关。流动人口在家乡所习得的观念与文化可能不适用于流入地，与此同时，其对新环境的规则与实践尚不熟悉，由此导致文化层面上可能的冲突与不适。其中，物理转变是由空间位置变动所造成的最易感知的变化。相对物理转变而言，流动过程中的社会转变，则伴随着流动人口对流入地社会经济生活的参与。而文化转变，往往在流动人口对流入地进行更进一步的了解，并产生基本的文化规范与价值判断后，才得以被感知。由此可以看出，这些转变是在流动过程中渐次发生的，也就是说，流动人口可能会随着流动时间的增加而暴露于更多的压力中，且压力暴露的持续时间会延长。

与此同时，流动过程中因变化而导致的压力，又可能在我国户籍制度的背景下进一步被强化。由于户籍制度在发展过程中逐渐被部分社会福利和权益所附着，户籍身份成了一种获取资源的途径（陆益龙，2008）。因为没有本地户籍，流动人口在很长一段时期内都被排除在教育、就业、住房、医疗等城市公共福利体系之外，无法享受和本地人口相平等的资源和机会。此外，户籍制度也在某种程度上制约着人们的身份角色和社会地位，从而导致基于户籍身份的歧视，造成流动人口在生活、工作以及社会网络边界等方面与本地居民产生区隔。尽管近年来我国开始大力推动户籍制度改革，但居民户籍背后的"双二元属性"格局仍长期存在，附着于户籍身份的公共服务差异在短期内也并未得到根本消除。这种排斥性的制度环境可能放大了流动人口所经历的社会变化和文化变化，也由此强化了流动过程中的压力感知。而广泛的医学证据已经表明，压力会对健康产生不利影响。由于反复和长期的压力暴露，机体中大量应激介质被释放，而过量的应激介质会对身体系统造成损害，从而导致健康恶化（McEwen，2008）。

理解流动人口的健康变动，还需着眼于流动人口具体的生存环境，也即流动人口的工作和居住条件。这是由于，一方面，工作性质与工作条件的差异是造成不同职业群体健康分化的重要原因；另一方面，舒适、安全的高质量居住环境是拥有健康生活的关键因素。从工作条件来看，由于城乡二元分割的劳动力市场的存在，流动人口往往在城市劳动力市场上处于不利的竞争位置。在就业机会有限的情况下，流动人口更可能从事本地人口不愿意从事的劳动密集型工作（Liang，2016）。我国农民工群体所从事的占比最大的行业就是建筑业和制造业。此类行业往往具有"3D"特征：dirty、dangerous、demanding，也即环境较差、危险性较高、工作强度较大（Xiang，2004）。因此，尽管此类行业能够满足人力资本水平较低的流动人口获得相对较高收入的需求，但职业健康风险较为突出，超时劳动现象严重（朱玲，2009），并且职业社会地位也往往较低。而包括劳动强度、劳动权益以及工作满意度等在内的工作质量特征，均被证实与流动人口健康紧密相关（陈廷婷 等，2022）。此外，这种来自工作过程的健康伤害，可能使流动人口在获得经济收入的同时牺牲健康，因此，工作条件也抑制了人口流动正面经济效益向良好健康结局的转换。

从居住条件来看，我国流动人口的居住条件与本地居民的居住条件有着明显分化。总体而言，流动人口的居住条件较差。从居住的客观条件来说，流动人口多是群租、群居，普遍面临着住房拥挤、设施陈旧、治安混乱等居住现状（王桂新 等，2011）。这样的居住环境不仅安全隐患较多，且极易引发传染疾病并造成快速传播，对于个体健康和生命安全构成潜在的风险。此外，流动人口的住房自有率较低，而住房产权会影响流动人口对于住房的主观体验，通过产权所获得的满足感和幸福感会对个体心理健康造成影响（Leavitt & Loukaitou，1995）。同时，居住条件还包括住房所属社区的环境。我国流动人口居住的社区往往不具有较丰富的公共资源和服务，且存在明显的居住隔离现象。而社区的公共资源以及社区所能提供的公共服务对于居民健康往往具有显著影响（彭大松，2018）。社区的人员构成也会通过影响居民的人际交往和社会资本积累而产生相应的健康效应。总体而言，流动人口处于劣势的工作条件和居住条件，可能使流动过程不利于其健康结局。

要从更宏观的角度来理解流动人口的健康损耗，则离不开城镇化的大背景。从理论意义上来说，城镇化对于流动人口健康的影响具有双面性。就积极影响而言，其一，城镇化是人口和生产要素不断集聚的过程，城镇区域面积扩张、工商企业得到发展，由此产生的规模经济效应会促进生产效率的提升以及经济增长，从而释放更多的就业机会，并形成良好的收入增长环境。其二，相对于农村而言，城镇地区在医疗资源、医疗质量以及医疗保险待遇方面都更具优势。此外，更好的公共基础设施也是城镇化提高居民健康水平的重要原因（Mangyo，2008）。总体而言，城镇化对流动人口健康产生的潜在的积极效应，可能与城市所能提供的更好的就业前景、收入水平、基础设施，以及医疗资源和水平有关。前两者通过提高个体的健康投资能力来实现更好的健康水平，后两者通过改善个体所处环境条件使其健康获益。但从我国现实情况来看，我国流动人口，尤其是农村流动人口，受制于经济约束、健康意识等因素，得到的医疗服务与城镇居民相比有显著差异，在获取医疗服务时会遇到许多障碍。就消极影响而言，城镇化又与诸多典型的健康风险相关联。其一，在城市发展与扩张的过程中，若缺乏良好的规划与管理，则会出现拥挤、贫困以及环境污染等问题（Zheng & Kahn，2013）。而这些问题又较为突出地映射在生活和工作环境相对恶劣的流动人口群体中。拥挤、贫困以及污染等城市问题对于健康的不良影响已经得到广泛证实（Moore et al.，2003）。比如环境污染会增加居民死亡率、损伤免疫系统、使居民患呼吸系统疾病等。相较良好的基础设施与医疗资源，这是城市生活环境对于健康影响的一体两面。其二，城市生活往往与不良的健康行为习惯紧密相关，比如高盐、高脂饮食以及久坐不动等。有研究发现，在城镇化水平高的地区，高血压、糖尿病患病率更高（Attard et al.，2012），这些疾病在很大程度上都与人的健康行为有关。这种由生活方式引发的健康恶化，被定义为"健康转型"的一部分（Razum & Twardella，2002）。从这个角度来说，城镇化对于流动人口健康的消极影响，与生活方式和行为的浸润有关。综合来看，城镇化对人口健康的有利影响在流动人口群体中可能被抑制，而这种不利影响可能又被放大，因此，城市生活环境对于我国流动人口而言未必是一种健康友好型环境。

当然，流动过程也可能以融合效应或示范效应的形式对流动人口健康产生积极影响。从融合效应来说，根据融合递进的规律，流动人口可能会随着流动时间的增加而提高人力资本水平，进而获得就业质量和收入水平的改善。伴随着生活和工作条件的改善，流动人口不仅提高了健康投资的经济能力，也因此获得更多本地社会生活和文化生活的融入机会。从示范效应来说，在现代化程度更高的城市中，蕴藏着提高健康素养、矫正健康行为的可能，这也就成为流动时间可能具备的健康促进效应的机制。然而，考虑到融合效应和示范效应的发挥还需以流动人口所处的劳动力市场特征及城市生活的嵌入程度为前提，比如在以体力劳动付出为主的次级劳动力市场中，人力资本很难通过时间获得积累和升级，又如在社会隔离程度较高的生活和工作环境中，流动人口往往很难获得与城市生活相关的观念浸润，因此，流动人口的健康可能仍难以获得流动时间的潜在积极影响。

综上，基于流动过程的压力性质、流动人口的工作生活条件，以及城镇化的健康效应，本章提出假设 1：流动过程对流动人口健康具有损耗效应，随着流动时间增加，流动人口的健康状况更差。

二、变量和方法

（一）变量说明

本节的核心解释变量为流动时间，以流动人口此次流动发生的年月与监测数据调查时点（2017 年 5 月）之差定义。由此计算得到的流动时间最大取值为 69，但其中，流动时间超过 20 年的样本仅占据全体样本的 3.26%，为了减少稀疏值对模型估计的影响，笔者将流动时间超过 20 年的样本统一编码为 21 年。

需要说明的是，本节所考察的是流动人口此次流动的流动时间，而非首次流动的流动时间。其原因在于，第一，CMDS 并没有调查对象的完整的流动史数据，若调查对象在首次流动和此次流动之间存在回流的情况，那么会导致累积流动时间被高估。此外，由于调查对象在不同阶段的流动经历可能具有较大的异质性，比如以求学为目的的流动和以工作为目的的流动，因此在没有控制流动经历异质性的前提下，每一段流动经历的时间加和并不能等同于风险暴露的累积。第二，由于 CMDS 主要考察流动人口在当前流入地的社会经济生活，因此以此次流动时间作为核心自变量是较为合适的。而以首次流动计算得到的流动时间则可用于进行稳健性检验。

本节的被解释变量为流动人口的健康状况，具体通过自评健康状况和慢性疾病指标来反映，采用这两个指标的原因在第二章已有详尽说明。其中，自评健康状况通过问题"您当前的健康状况"来测量，答案包括"健康""基本健康""不健康，但生活能自理"以及"生活不能自理"四类，这里将前两项答案合并为"健康"，后两项答案合并为"不健康"。慢性疾病通过问题"您是否患有医生确诊的高血压或Ⅱ型糖尿病"来测量。高血压和糖尿病是我国居民慢性疾病占比最大的种类，因此以这两个病种来反映慢性疾病的患病情况是较为合适的。答案包括"患有高血压""患有糖尿病""患有高血压和糖尿病"以及"均未患有"四类，这里将前三类合并为一类，表示受访者患有慢性疾病。

本节将影响流动人口健康结局的控制变量分为个体人口学特征、家庭特征以及地区特征。根据大部分文献，用于反映个体人口学特征的控制变量包括年龄、性别、受教育水平、婚姻状况、户籍类型以及工作状态；用于反映家庭特征的控制变量包括家庭规模和家庭人均月收入。此外，本节还控制了流动范围，并将受访者的流出地和流入地省份作为虚拟变量纳入分析，以控制省份层面的地区固定效应。

变量说明及描述性统计如表4-1所示。可以看到，样本的平均流动时间为6.12年，自评健康状况较差和患有慢性疾病的比例分别为3%和6%。样本的性别构成较为均衡，平均年龄为36.63岁，平均受教育年限为10.04年。其中，绝大部分样本来自农村，并且当前在业。样本的平均家庭规模为3.14人，家庭人均月收入（对数）为8.68，跨省流动者和省内流动者比重相当。

表4-1　样本的描述性分析

名称	变量定义与赋值	均值	标准差
流动时间	本次流动在流入地停留的时间	6.12	5.55
自评健康	1=不健康，0=健康	0.03	0.16
慢性疾病	1=患有慢性疾病，0=没有	0.06	0.23
性别	1=男性，0=女性	0.52	0.49
年龄	实际年龄（岁），连续变量	36.63	11.02
受教育水平	以受教育年限反映；未上过小学、小学、初中、高中/中专、大专、本科和研究生分别转换为0、6、9、12、14、16和19	10.04	3.27

表4-1（续）

名称	变量定义与赋值	均值	标准差
婚姻状况	1=未婚（包括未婚和同居），2=已婚（包含初婚和再婚），3=离婚或丧偶	1.87	0.41
户籍类型	1=非农户口，0=农业户口	0.17	0.38
工作状态	1=工作，0=未工作	0.83	0.38
家庭规模	家庭同住人数，连续变量	3.14	1.19
家庭人均月收入	家庭平均月收入/家庭同住人数，取对数处理	8.68	0.61
流动范围	1=跨省流动，0=省内流动	0.49	0.49

（二）研究方法

1. 基准回归模型

由于因变量自评健康状况和慢性疾病均为二分类变量，因此，本节采用二元逻辑斯蒂（logistic）模型回归分析，回归模型如下：

$$\text{health outcome}_i = \beta_1 + c \cdot \text{duration}_i + \gamma X_i + \varepsilon_i \tag{4-1}$$

其中：i 表示流动人口，health outcome 为被解释变量，duration 表示流动时间，X 为一系列控制变量，ε 为随机误差项。本节重点关注系数 c 的大小及方向，c 为正意味着流动时间对流动者健康具有负面影响，流动时间越久，流动人口发生不良健康结局的可能性越大，反之则相反。

2. 考虑内生性的回归模型

在基准回归模型中还可能有遗漏变量或样本选择的内生性问题，从而使 logistic 估计存在偏误。第一，尽管基准回归模型已尽可能控制了个体及家庭层面的特征，但仍可能遗漏一些无法观测的特征变量，从而产生遗漏变量偏误。比如来自贫困地区的外出流动人口，他们在流出地的资源和机会相对更少，所承担的经济和生活压力更大，因此更可能需要长时间在外务工，而地区发展水平本就可能会影响流动人口健康水平，但基准回归模型只能控制到省份层面的固定效应。第二，选择效应是造成变量间关系偏差的一个潜在原因。流动人口的健康选择主要存在于两方面：其一，"健康移民现象"表明，健康状况更好的个体更倾向于流动；其二，"鲑鱼回溯效应"表明，健康状况较差的流动人口倾向于回流。考虑到本节的研究问题和研究对象，这种健康选择在考察流动人口健康损耗时可能产生的干扰主要在于"鲑鱼回溯效应"，由于潜在的回流人口通常具有消极的健康选择，因此可能导致健康损耗被高估。基于此，本节将采用以下方法对可能的内生性问题进行处理。

（1）工具变量法。工具变量法（instrumental variables estimation，IV）是解决内生性问题的常用手段，有效的工具变量需要满足相关性和外生性两个条件。本节选取了两个工具变量：一是流动人口在过去一年内是否回过老家，二是受访者户籍地老家是否还有承包地。第一，从相关性来说，流动人口在过去一年内是否回过户籍地老家与流动时间相关度较高。中国人历来有回家过年的传统，若流动人口在过去一年内都没有回过老家，表明其与流出地的关系较为疏离，发生家庭整体迁移的可能性更大，因此在外流动的时间也就可能越长。第二，流动人口的流动决策受到流出地推力与流入地拉力的共同影响。土地制度是影响流动人口外出的重要制度因素，有研究发现，人均土地资本与外出迁移趋势呈显著负相关（Zhao，1999）。笔者认为，流动人口的长时间流动与附着在其身上的土地有关，承包地作为来自流出地的资源禀赋，对于流动人口来说，在一定程度上象征着"回得去"的家乡。当流动人口在外时，土地禀赋也就成为回流的拉力，这种拉力越强，流动人口在流动一段时间后返回家乡的可能性也就越大。当流动人口在城市难以立足时，拥有土地资源的流动人口可以更容易地选择返乡；而当个体放弃或者转让土地后，由于缺少"退路"，则更加倾向于长时间流动。从外生性来看，根据我国土地制度，承包地是"农村集体经济组织成员有权依法承包由本集体经济组织发包的农村土地"，因此，是否拥有承包地外生于流动人口的健康水平，这主要受制度安排的影响。需要说明的是，第二个工具变量只针对农村户籍样本。

（2）调整观测样本。如前所述，健康状况本身可能会对流动人口进一步的流动决策产生影响，当健康严重受损时，流动人口很可能因病返乡，这可能导致健康损耗效应被高估。虽然 CMDS 是流入地调查，无法直接将返乡者纳入分析，但它考察了流动人口的定居意愿，由此可以区分出未来计划继续留在本地的样本和打算离开的样本。打算离开的这部分样本虽然在调查时尚未形成事实的回流行为，但其确是潜在的回流群体。通过比较全样本与剔除潜在回流群体样本的估计结果，可以在一定程度上验证"鲑鱼回溯效应"并处理其可能带来的估计偏差。

三、实证分析结果

（一）基准回归结果

表4-2报告了基准回归结果。模型（1）和模型（2）为仅纳入流动时间的回归结果。可以看到，在未控制个体、家庭以及地区层面的特征时，在以自评健康状况和慢性疾病为因变量的模型中，流动时间变量均在0.1%的统计水平上显著为正。这表明流动人口的流动时间越长，其不良健康结局发生的概率就越大。模型（3）和模型（4）进一步控制了流出地和流入地的固定效应。在控制了地区层面的特征后，可以看到，流动时间的系数估计值依然在0.1%的统计水平上显著为正，且相较模型（1）和模型（2），估计系数变小。模型（5）和模型（6）则为同时控制了地区效应以及个体及家庭层面特征后的估计结果。可以看到，模型解释力明显增强，流动时间估计系数的方向和显著性水平并未发生变化，但系数估计值明显变小。尽管个体及家庭层面特征稀释了部分流动时间对健康的影响，但流动时间对流动人口健康的损耗效应依然是稳健的。

从控制变量的回归结果来看：随着年龄增加，流动人口自评健康状况较差和患有慢性疾病的概率更高；相对于女性而言，男性流动人口在自评健康状况方面具有优势，但其患有慢性疾病的概率更大；受教育水平对于流动人口自评健康状况具有显著的保护作用，但对慢性疾病却无显著影响；流动人口家庭规模与不良健康结局之间均呈显著正相关，流动人口家庭规模越大，发生不良健康结局的概率就越大；相较无业者，当前在业的流动人口健康状况更好；相较农村户籍流动人口，非农户籍流动人口患慢性疾病的概率更大；相较省内流动人口，跨省流动人口自评健康状况更好。其中，男性在慢性疾病方面的劣势可能与其区别于女性的生活及健康习惯有关；而男性在自评健康状况方面的优势，可能在于，相对于女性而言，男性对于"不适"或"生病"判断的敏感度更低。

表4-2 流动时间对于流动人口健康影响的基准估计

仅考虑关键自变量		
	自评健康 （1）	慢性疾病 （2）
流动时间	0.091 *** （0.009）	0.082 *** （0.006）
控制变量	未控制	未控制

表4-2(续)

流出地固定效应	未控制	未控制
流入地控制效应	未控制	未控制
常数项	−4.240*** （0.037）	−3.420*** （0.025）
观测值	167 155	167 155
伪 R^2	0.026	0.029
+地区固定效应		
	（3）	（4）
流动时间	0.084*** （0.009）	0.077*** （0.006）
控制变量	未控制	未控制
流出地固定效应	控制	控制
流入地固定效应	控制	控制
常数项	−5.094*** （0.726）	−2.784*** （0.316）
观测值	167 155	167 155
伪 R^2	0.073	0.047
+地区固定效应+其他控制变量		
	（5）	（6）
流动时间	0.046*** （0.009）	0.036*** （0.007）
年龄	0.064*** （0.002）	0.094*** （0.001）
男性	−0.189*** （0.036）	0.213*** （0.025）
受教育水平	−0.096*** （0.006）	−0.035 （0.004）
已婚	−0.025 （0.087）	0.310*** （0.070）
离异或丧偶	−0.212* （0.110）	0.087 （0.087）
家庭规模	0.147*** （0.015）	0.038*** （0.011）
当前在业	−1.091*** （0.038）	−0.262*** （0.029）
家庭人均月收入	−0.605*** （0.028）	−0.076*** （0.021）
非农户籍	−0.070 （0.051）	0.128*** （0.033）
跨省流动	−0.094* （0.049）	0.007 （0.033）
流出地固定效应	控制	控制
流入地固定效应	控制	控制
常数项	−4.776*** （0.771）	−4.202*** （0.374）

表4-2(续)

观测值	167 155	167 155
伪 R^2	0.255	0.213

注：***、**、*分别表示在 0.1%、1%、5%的水平上显著；表中汇报回归系数，括号内为标准误。

（二）稳健性检验

为检验上述结果的稳健性，主要采用如下方式。

第一，更改因变量设定，替换估计模型。具体来说，对自评健康状况这一问题的原始回答包括"健康""基本健康""不健康，但生活能自理"以及"生活不能自理"四类，这里将其分别赋值为1、2、3、4，数字越大表示自评健康状况越差，并视为次序变量；对慢性疾病这一问题的原始回答包括"患有高血压""患有糖尿病""患有高血压和糖尿病"以及"均未患有"四类，这里将"均未患有"赋值为1，"患有高血压"或"患有糖尿性"赋值为2，"患有高血压和糖尿病"赋值为3，数值越大表示患有慢性疾病的种类越多，依然将其视为次序变量，并采用有序逻辑斯蒂（ologit）模型进行估计。通过这种方式，不仅可以对基准回归结果的稳健性进行验证，还可以反映流动人口不良健康结果的严重程度。回归结果如表4-3的前两列所示。可以看到，流动时间对于自评健康状况和慢性疾病的影响依然在0.1%水平上显著为正。

第二，调整样本范围。在基准回归中囊括了流动时间在半年以内的样本，尽管在"数据"部分已说明保留这部分样本的原因，但考虑到这部分样本中仍然可能存在一些暂时流动人口，因此在排除这部分样本之后再次进行估计，结果如表4-3的第3列和第4列所示。可以看到，在剔除流动时间未满半年的样本后，估计结果相较基准模型依然稳健。

第三，更改自变量测量方式。本节通过此次流动来计算流动时间，尽管在"解释变量"部分已说明了不以首次流动来测量流动时间的原因，但考虑到以首次流动计算得到的流动时间仍然能够反映流动的累积性，因此在更改了自变量的测量方式后再次进行估计。结果如表4-3的第5列和第6列所示。可以看到，在以首次流动测量得到的流动时间作为自变量后，回归系数相较基准模型结果而言有所变小，其原因在于非首次流动受访者流动时间的增长。当然，流动时间回归系数的方向和显著性与基准模型结果一致，可以说结果较为稳健。

第四，更改自变量设定。在基准模型中，流动时间被作为连续型变量来处理，为进一步验证结果的稳健性，笔者将流动时间处理为分类变量进行估计。鉴于样本值域大多在 20 年以内，若按以往文献多采用的 5 年间隔进行划分则会较为粗糙，因此这里以 3 年为一间隔对流动人口进行划分；又考虑到样本值域整体左倾，因此在左侧划分更为细致，最终得到 3 年以内、3~5 年、6~8 年、9~11 年以及 12 年及以上五类样本。具体结果如表4-3 的第 7 列和第 8 列所示。相较流动时间为 3 年以内的样本，流动时间为 3~5 年、6~8 年、9~11 年、12 年及以上的样本的估计系数逐渐增加且均显著，这表明流动时间增加，流动人口健康恶化的风险会变大。

此外，CMDS 在 2017 年调查的基础上，又抽取广东省、河南省、湖南省、江苏省、山东省、新疆维吾尔自治区、云南省、重庆市 8 个省份进行城市户籍与流动人口重点疾病流行因素专题调查。因此，本节通过合并专题调查的城市户籍人口数据库和流动人口数据库，考察了当以户籍人口为参照对象时，不同流动时间流动人口的健康状况，以从相对趋势的比较中进一步验证流动人口的健康损耗。在分析中，户籍人口赋值为 0，流动时间为 3 年以内、3~5 年、6~8 年、9~11 年、12 年及以上的样本分别赋值为 1、2、3、4、5。表 4-4 反映了相对于城镇地区户籍人口，不同流动时间流动人口的健康状况。从第 1 列以自评健康状况为因变量的模型来看，在控制其他相关变量后，随着流动时间的增加，不同流动时间状态估计值的系数由负变正，并且流动时间为 9~11 年和 12 年及以上的样本的估计系数显著。这表明在流动的最初阶段，流动人口相对本地户籍人口而言，自评健康状况较差的发生概率更低；尽管并不显著，但随着流动时间的增加，流动人口自评健康状况较差的风险逐渐超过本地居民，并演化为显著的健康劣势。第 2 列以慢性疾病为因变量的模型显示，不同流动时间的流动人口相对户籍人口而言具有显著的健康优势，其慢性疾病的患病率更低。但从系数值和显著性水平的变化情况来看，随着流动时间的增加，流动人口在慢性疾病方面的健康优势逐渐式微。上述结果表明，在流动初期阶段，流动人口总是具有一定的相对户籍人口而言的健康优势，但随着流动时间增加，这种健康优势或式微，或逐渐演变为健康劣势。这也从侧面进一步验证了流动人口的健康损耗现象。

表 4-3　流动时间对流动人口健康影响的稳健性检验

	替换估计模型		调整样本范围		更改自变量测量方式		更改自变量设定	
	自评健康	慢性疾病	自评健康	慢性疾病	自评健康	慢性疾病	自评健康	慢性疾病
流动时间	0.036*** (0.007)	0.036*** (0.007)	0.051*** (0.011)	0.031*** (0.007)	0.031*** (0.002)	0.028*** (0.001)		
3~5年							0.109* (0.052)	0.112** (0.036)
6~8年							0.262*** (0.055)	0.231*** (0.038)
9~11年							0.359*** (0.060)	0.292*** (0.042)
12年及以上							0.514*** (0.048)	0.480*** (0.033)
控制变量	控制	控制	控制	控制	控制	控制	控制	控制
观测值	165 177	165 177	151 456	151 456	165 177	165 177	165 177	165 177
伪 R^2	0.178	0.198	0.253	0.212	0.257	0.215	0.254	0.213

注：***、**、*分别表示在 0.1%、1%、5% 的水平上显著；表中汇报回归系数，括号内为标准误。

表 4-4　不同流动时间状态与健康状况的关系分析

流动状态	自评健康	慢性疾病
3 年以下	−0.100（0.161）	−0.473***（0.099）
3~5 年	−0.078（0.259）	−0.527***（0.110）
6~8 年	0.029（0.173）	−0.553***（0.132）
9~11 年	0.336+（0.194）	−0.499**（0.155）
12 年及以上	0.433**（0.162）	−0.203*（0.103）
控制变量	控制	控制
流入地固定效应	控制	控制
观测值	27 938	27 938
伪 R^2	0.239	0.215

注：***、**、*、+分别表示在0.1%、1%、5%、10%的水平上显著；表中汇报回归系数，括号内为标准误。

　　考虑到自评健康状况指标可能存在的切点偏移以及难以处理极限效应的问题，本节还借助 CFPS 数据，采用自评健康恶化指标为因变量，进一步论证了研究结果的稳健性。具体来说，自评健康状况的切点偏移是指个体对于"健康"的评判标准会发生变化，在评判标准发生变化的情况下，自评健康状况指标对健康轨迹的反映可能会有所偏差。比如随着年龄增长，个体对健康的评判标准不断下降，因此即使客观健康水平下降，也不能通过自评健康状况很好地反映出来（Lindeboom & Van Doorslaer，2004）。在本节中，尽管已控制了流动人口的年龄这一生理因素，但不同流动时间的流动人口，其受城市生活的浸润和影响程度存在差异，这也有可能改变他们对健康的认知和判断标准。此外，当个体已处于自评健康状况测量所能报告的最高或最低类别时，自评健康状况可能会无法反映个体健康状况的进一步改善或者下降（Gunasekara et al.，2012）。自评健康恶化指标则能够在一定程度上避免或弱化自评健康状况指标可能存在的上述问题。相较自评健康状况，自评健康状况恶化判断标准随时间或年龄变化的敏感度更低，因此切点位移程度较小（Erdogan-Ciftci et al.，2010）。此外，由于自评健康状况恶化是个体对自身健康变化趋势的判断，因此受极限效应的困扰较小。同时，自评健康状况变化指标本就对个体生存概率有着较好的预测能力（Alfonso et al.，2012）。

在国内现有微观数据库中，CFPS 考察了受访者的自评健康状况变化，并通过"您觉得您的健康状况和一年前比较起来如何？"这一问题来反映。答案包括"更好""没有变化"和"更差"，笔者将"更好"和"没有变化"合并为一类并赋值为0，将"更差"赋值为1，生成自评健康恶化指标。数据则采用 CFPS 2012—2018 年的混合截面数据；而之所以没有采用2010 年和 2020 年的调查数据是由于前者缺失流动时间信息，后者尚未公布家庭库数据，无法生成家庭特征变量。在分析中，控制变量与之前的分析保持一致，并同时控制调查年份效应和流入地效应。具体来说主要考察了两个问题：一是相对于户籍人口而言，流动人口自评健康状况恶化的风险是否更高；二是随着流动时间的增加，流动人口自评健康状况恶化的风险是否更高。具体分析结果如表 4-5 所示。第 1 列模型的回归结果表明，在控制相关变量后，流动人口相较户籍人口而言，自评健康恶化的风险显著更高。第 2 列模型的回归结果表明，流动时间对于流动人口自评健康恶化同样具有显著影响，流动时间越久，流动人口自评健康恶化的风险更高。通过替换数据库和因变量，上述分析结果再次验证了研究假设 1。

表 4-5　流动状态、流动时间与自评健康恶化的关系分析

	自评健康恶化	自评健康恶化
流动人口	0.155^{***}（0.027）	
流动时间		0.117^{*}（0.057）
控制变量	控制	控制
流入地固定效应	控制	控制
调查年份	控制	控制
观测值	35 043	9 301
伪 R^2	0.074	0.047

注：$***$、$*$ 分别表示在 0.1%、5%的水平上显著；表中汇报回归系数，括号内为标准误。

（三）内生性处理

本节首先以流动人口过去一年内是否回过老家作为流动时间的工具变量。表 4-6 为样本的两阶段估计结果。第一阶段估计结果显示，过去一年内回过老家和流动人口流动时间呈负相关，过去一年回过老家的流动人口，其流动时间更短。第一阶段估计结果符合工具变量的理论逻辑。第二

阶段估计结果显示，流动时间在各个模型中的估计系数依然显著为正。第二个工具变量是流动人口在老家是否拥有承包地，这一工具变量仅针对农村户籍样本。表4-7为样本的两阶段估计结果。第一阶段估计结果显示，老家的土地资源禀赋和流动人口流动时间呈负相关，家中有承包地的流动人口，流动时间更短。第二阶段的估计依然表明，流动时间对流动人口健康具有显著的负面影响。尽管系数大小和显著性程度发生了一定变化，但IV估计系数和logistic估计系数方向一致，再次确认了流动时间对流动人口健康的不利影响，论证了流动人口会在流动过程中产生健康损耗这一现象。

表4-6　工具变量回归结果（1）

	流动时间	自评健康	慢性疾病
流动时间		0.093 *** (0.009)	0.017 * (0.009)
过去一年内回过老家	−1.474 *** (0.034)		
观测值	165 177	165 177	165 177
R^2	0.170		
F 值	463.53		

注：***、* 分别表示在0.1%、5%的水平上显著；表中汇报回归系数，括号内为标准误。

表4-7　工具变量回归结果（2）

	流动时间	自评健康	慢性疾病
流动时间		0.045 *** (0.022)	0.026 * (0.018)
老家有承包地	−0.877 *** (0.032)		
观测值	136 368	136 368	136 368
R^2	0.172		
F 值	398.46		

注：***、* 分别表示在0.1%、5%的水平上显著；表中汇报回归系数，括号内为标准误。

　　考虑到潜在回流人口的健康状况可能具有"鲑鱼回溯效应"，因此笔者在接下来的分析中剔除了潜在回流人口。问题Q314"今后一段时间，您是否打算继续留在本地?"可以反映出流动人口的居留意愿,回答为"是"的样本具有较为明确的持续流动意愿,其余样本回流的可能性则较大。表4-8第1列和第2列为仅保留持续流动意愿样本的估计结果。在控制个人、家庭特征和地区固定效应后可以看到,流动时间对流动人口自评健康状况以及慢性疾病的影响依然在0.1%统计水平上显著为正。通过与基准回归模型进行系数比较后发现,在以自评健康为因变量的模型中,当剔除潜在回流样本后,流动时间系数变小。可见,流动人口中确实存在"鲑鱼回溯效应",潜在回流人口的健康状况更差,并主要反映在自评健康状况指标上。虽然这种消极的健康选择会在一定程度上高估流动人口的健康损耗,但在考虑到这种选择性后,流动时间对于健康的不利影响依然显著存在。

表4-8　剔除潜在回流样本后的估计结果

	自评健康	慢性疾病
流动时间	0.040 *** （0.011）	0.037 *** （0.008）
年龄	0.064 *** （0.002）	0.094 *** （0.001）
男性	−0.209 *** （0.041）	0.237 *** （0.028）
受教育水平	−0.093 *** （0.006）	−0.034 *** （0.005）
已婚	−0.042 （0.098）	0.282 *** （0.078）
离异或丧偶	−0.163 （0.123）	0.083 （0.096）
家庭规模	0.131 *** （0.018）	0.025 * （0.013）
当前在业	−1.130 *** （0.042）	−0.277 *** （0.033）
家庭人均月收入	−0.591 *** （0.0321）	−0.045 ** （0.023）
非农户籍	−0.098 * （0.056）	0.084 ** （0.037）
跨省	−0.045 （0.055）	0.027 （0.037）
流出地固定效应	控制	控制
流入地固定效应	控制	控制
观测值	136 920	136 920
R^2	0.259	0.215

注:*** 、** 、*分别表示在0.1%、1%、5%的水平上显著;表中汇报回归系数,括号内为标准误。

本节基于CMDS 2017年的数据考察了我国流动人口的健康损耗现象。

研究以自评健康状况和慢性疾病指标反映健康状况。分析发现，流动的持续性对流动人口健康具有负面影响，流动人口健康状况会随着流动时间的增加而变差，在控制其他特征的情况下，流动时间越长的流动人口，自评健康状况较差和患有慢性疾病的可能性更大。研究通过替换回归模型、调整样本范围、更改自变量测量方式、更改自变量设定、更换参照对象等方式验证了结论的稳健性，并通过工具变量法、剔除潜在回流样本等方式，对可能存在的因样本选择而造成的内生性问题进行了处理。总体而言，本节的研究结论具有一定稳健性，也即对于我国流动人口来说，其健康状况确实在流动过程中发生损耗。

第二节　流动人口健康损耗的流动时机与出生队列异质性分析

上一章通过实证研究证实了流动人口的健康损耗现象。在控制自然老化的前提下，流动过程依然对流动人口健康产生独立影响，随着流动时间的增加，流动人口的健康状况趋于更差。这种健康损耗具有怎样的异质性是本节所要探讨的内容。尽管已有研究探讨了流动人口健康损耗的差异，但这些研究多是针对流动人口社会人口特征的异质性进行分析，而较少从生命历程视角出发，关注时间性在这其中的作用。生命历程理论的时间观在生命时间的基础上，拓展出对社会年龄和历史年龄的探讨。其中，社会年龄强调事件或角色在不同生命周期具有不同的社会文化内涵。历史年龄则表示了个体在历史发展进程中所处的位置，出生于不同年代意味着面临不同历史背景，而不同历史背景和社会制度安排下的个体发展，可能会由此呈现出代际差异（Elder，1974）。因此，本节主要基于生命历程理论的时间观，探讨流动人口健康损耗在流动时机和出生队列方面的异质性。

一、研究问题

（一）流动时机与流动人口健康损耗

生命历程理论所强调的时间观认为，在个体生命过程中，事件发生的不同时机具有各异的社会含义。发生时机不同，个体的生活轨迹和结局也会相差甚远。由此可以推论，因流动事件在生命过程中发生的时机不同，流动人口可能具有不同程度的健康损耗。

从健康选择的角度来看，流动时机的健康效应与不同年龄阶段流动人口的健康选择程度有关。诸多研究表明，流动人口相对本地居民的健康优势主要在进入成年后得以凸显，处于青壮年阶段的劳动力移民健康优势最为明显，或者说健康禀赋更好（Guillot et al.，2018），但这种优势会随着年龄的增长而不断弱化。这是由于，人口流入对健康具有正向的选择，流动者的自我选择程度越强，其相对健康优势就越明显。而随着年龄增长和家庭生命周期的演变，家庭因素对流入决策的驱动愈发突出，自我选择的程度则相应变弱。而当不具备相对优异的初始健康条件时，流动人口更有可能在流动过程中产生较为严重的健康损耗。

从学习效应的角度来看，流动人口健康状态的保持，不仅取决于初始的健康优势，更与其在流入地的生存发展能力有关。对于广大涌入城市的流动人口来说，他们面临着同样的学习环境，但学习效应的个体回报却可能因流动时机而异。这是由于个体学习能力通常会随着年龄的增长而逐渐下降。相对而言，年轻人能够更快适应当地风俗、学习当地语言，进而更好地适应新环境，增进对流入地的了解，并增加参与流入地社会经济生活的机会。反之，流动人口流动时年龄越大，越可能受限于语言障碍和文化壁垒，这不仅直接影响到对本地公共服务和资源的利用与获取，还会阻塞其本地参与的通道，不利于社会网络的拓展，加剧社会孤立的风险（Treas & Mazumdar，2002）。这种学习效应还体现在流入地，也即城市环境对于流动人口劳动技能的培养。由于城市环境的规模集聚效应，流动人口便于通过工作中的接触和交流获取更多知识和技能。同样，这种学习效果也在学习能力更强、学习精力更足，以及学习动力更大的年轻流动人口中更好。这直观体现为流动人口进入城市时年龄越小，其工资水平和工资增长率就越高这一现象（Glaeser & Maré，2001）。

综合健康选择和学习效应来看，由于流动时机与流动人口的初始健康禀赋紧密相关，并在流动人口能否获得高水平的社会适应和经济收益方面发挥重要作用，因此，流动事件在生命过程中发生的时机越晚，也即流动时年龄越大，其之后的健康损耗可能越严重。一些研究也证实，个体越晚发生迁移，其健康水平下降越快，疾病和死亡的发生风险也会越高（Mossakowski，2007）。

但还有研究认为，较晚的流动时机对于流动人口健康具有保护作用。

支撑这一观点的理论认为，流动人口对城市生活的适应存在一体两面，其中既有反映为学习效应的积极方面，也存在一种"消极的"文化适应，随着适应程度的加深，其中消极和积极的成分都在积累。与学习效应的分析相类似，当流动人口的流动年龄越大时，流动人口的社会适应程度更低，但换言之，其消极的文化适应也更加有限。这就对健康起到保护作用，因为有限的社会接触可能会减轻"跨文化压力"，减缓对不良健康习惯的"负面文化适应"，并减少流动人口对歧视的感知。

（二）出生队列与流动人口的健康损耗

出生队列反映了个体在社会历史时间上所处的位置，在健康研究中对出生队列效应进行考察，是因为不同队列间的危险因素暴露程度发生改变而导致疾病频率变化。可以从一个侧面考察不同队列面临的健康风险要素如何随着社会发展变化而不同。流动人口健康损耗中可能存在的出生队列异质性，可以从以下两个方面进行推论。

第一，不同队列流动人口所处的社会、经济、文化发展环境存在差异，导致不同代际群体的自致能力有别。总体而言，在改革开放与教育扩张的背景下，随着出生队列向前推进，流动人口的受教育水平逐渐提高，在知识和技能的学习与积累，也即人力资本含量的提升方面，新生代流动人口相较老生代流动人口要更具优势。出生队列较早的流动人口由于整体受教育水平偏低，且其劳动年龄阶段的社会经济水平不高，就业机会有限，故其所从事行业更有可能集中于低端的服务业和生产制造业，职业流动的可能性较小。而随着出生队列年轻化以及市场经济的发展，较晚出生队列的流动人口，其职业选择会更加丰富，职业等级也有所提高。比如相较于老生代流动人口而言，新生代流动人口其职业类型为专业技术人员、普通职员的比例更高，从事低端劳动密集型行业的比例较低（张晓菲 等，2020）。与此同时，随着产业结构转型升级、信息技术迅速发展，劳动力市场对高素质劳动力的需求越来越大，教育与收入的关系因此而更加紧密（Hout，2012）。正如有研究发现，愈加年轻的出生队列不仅受教育水平更高，其教育回报率也更高（陈纯槿，2020）。总而言之，随着出生队列的年轻化，流动人口以受教育水平为内涵的自致能力有所提高。进而在人力资本存量和社会经济发展水平的综合作用下，不同代际流动人口具有相异的职业选择，较为年轻的出生队列其就业质量可能更高。与此同时，随着教育在收入分配中的作用愈发突出，受教育水平更高的年轻队列更可能获得较高的经济回报。而教育、就业以及收入作为健康社会决定因素中的主要内容，在抑制个体健康损耗方面可能会发挥积极作用。

第二，不同队列流动人口的流动目的和流动经历具有差异性。相较于老生代流动人口，也即仍然具有强烈乡土观念、以赚钱谋生为主要甚至唯一流动目的的群体，新生代流动人口中的很多人没有过农业活动的经历，也无心留恋家乡，他们流动的目的不仅仅是为了赚钱谋生，而是更是希望在城里安家落户，最终融入城市并改变身份（景晓芬和马凤鸣，2012）。换句话说，流动人口进城的目标层次会随着队列的年轻化而变高，突破在物质层面的停留。然而，由于这种较高的目标设定难以实现，也会给流动人口带来更大的心理落差感。之所以难以实现，与由来已久而又难以彻底消除的城乡二元分割体制及依附于户籍制度的各种福利制度有关。此外，尽管流动人口受教育水平总体上随着队列的推进而提高，但这种提高也只是流动人口群体内部的纵向比较结果。横向比较来看，流动人口的受教育水平仍然低于本地户籍人口。正如有研究发现，人力资本水平仍然是流动人口和户籍人口就业质量差异的主要原因（杨超和张征宇，2022）。较年轻队列流动人口更倾向于向上的职业搜索，而在层次更高的行业中，市场对于知识和技能型人才的偏爱程度也更大。在这种情况下，流动人口人力资本水平的相对劣势，可能会使他们在面对本地户籍人口时的不利竞争地位更加凸显，从而被挤入更低端的就业市场。总而言之，随着流动人口队列年轻化，流动动机逐渐从赚钱谋生转向改变身份，流动人口对城市生活的期待也有所提高，但由于期待的难以实现，他们的失落感也就更加突出，这种负面因素可能会影响其健康状况。

尽管生命历程理论也强调了时期效应在健康研究中的重要性，也即某一个特定时期或时点的宏观社会经济事件对所研究的各个年龄阶段人群产生的影响，但考虑到我国自改革开放以来的人口流动大多仍以经济原因为驱动，流动人口没有经历较大的政策和环境变革，且样本流动时间多集中在 20 年以内，因此在本节的研究中不考察时期效应。

总而言之，在不同的理论解读下，有关流动人口健康损耗的流动时机异质性及出生队列异质性并未达成一致结论。因此本节提出以下两个总体性的研究问题：流动人口的健康损耗是否因流动时机而异（问题 1.1）？流动人口的健康损耗是否因出生队列而异（问题 1.2）？

二、变量说明

本节依然采用 CMDS 2017 年的数据，并沿用上一章的变量设定，在此不做赘述。通过"本次流动年份"与"出生年份"相减可计算得到样本的流动年龄。考虑到流动年龄与生命周期关键时点的相关性，笔者参照相关文献（Gubernskaya，2015），将流动时机分为四类：18 岁之前发生流动（赋值为 0），18~35 岁发生流动（赋值为 1），36~45 岁发生流动（赋值为 2），45 岁以后发生流动（赋值为 3）。另参考相关文献（孙奎立 等，2018），根据"出生年份"将出生队列分为三类：1980 年以后出生的为新生代流动人口（赋值为 3），1980—1960 年出生的为中生代流动人口（赋值为 2），1960 年以前出生的为老生代流动人口（赋值为 1）。不同于以往以 1980 年为界来简单划分流动人口"新生代"和"老生代"，当前这种划分方式考虑到了"老生代"流动人口中的世代更迭，初代流动人口已迈入老年阶段，并逐渐退出劳动力市场，而部分处于中年阶段的流动人口仍然活跃，因此在原来的"老生代"流动人口群体中，产生比较明显的群体分异，不再适合将其笼统归为"老生代"流动人口。在这种划分方式下，老生代、中生代以及新生代流动人口的占比分比为 4.94%，39.23% 以及 55.83%。

三、实证分析结果

考虑到 logistic 模型系数可比较的问题，本节通过交互项来分析处理效应异质性。首先分析流动人口的健康损耗是否具有流动时机异质性。具体来说，即在控制其他相关变量的基础上，纳入流动时间与流动时机的交互项。需要说明的是，由于年龄、流动年龄与流动时间三者完全共线性，因此在此模型中不再纳入年龄这一控制变量。表 4-9 的第 1 列和第 2 列分别为以自评健康和慢性疾病为因变量的估计结果。从估计结果来看，在纳入流动时间与流动时机的交互项之后，流动时间对于自评健康和慢性疾病的影响系数依然显著为正，交互项系数在模型（1）和模型（2）中为负，并均在 0.1% 的统计水平上显著。这表明，对于流动人口来说，其流动过程中的健康损耗会因不同流动时机而异，换言之，在不同年龄发生流动，会使流动人口产生相异的健康轨迹。相较在生命历程中较早发生流动的人口，流动时机越晚的流动人口，其自评健康状况较差和患有慢性疾病的概率更低。

表 4-9　流动人口健康损耗的流动时机异质性

	自评健康	慢性疾病
流动时间	0.115*** （0.017）	0.066*** （0.013）
18~35 岁	1.038** （0.299）	0.255 （0.224）
36~45 岁	2.033*** （0.309）	0.900*** （0.231）
45 岁以上	2.049*** （0.323）	1.009*** （0.241）
流动时间#18~35 岁	-0.038* （0.017）	-0.004 （0.012）
流动时间#36~45 岁	-0.085*** （0.018）	-0.035** （0.013）
流动时间#45 岁以上	-0.112*** （0.019）	-0.065*** （0.013）
控制变量	控制	控制
流出地固定效应	控制	控制
流入地固定效应	控制	控制
观测值	165 177	165 177
伪 R^2	0.259	0.216

注：***、**、*分别表示在 0.1%、1%、5%的水平上显著；表中汇报回归系数，括号内为标准误。

　　总体而言，较晚的流动时机对于流动人口的自评健康状况和慢性疾病均具有一定保护作用。其可能的原因在于以下两点。第一，较大的流动年龄可能与更差的学习能力和适应能力有关，同时意味着更低的城市融入程度和接触程度。由于城市化所带来的环境效应和生活习惯效应等是导致慢性疾病的潜在原因，因此这种与较晚流动时机相关的有限融入和接触，可能对流动人口健康起到保护作用。第二，"年龄中和效应"也可在一定程度上解释上述发现。有研究发现，由收入、教育等因素导致的健康不平等并不会随着年龄增长而加剧，反而会出现缩小的趋势（Kim & Emily，2007）。这一现象被称为健康不平等的"年龄中和效应"。究其背后的原因，则是随着年龄增加，生物性衰老而非社会经济因素更能预测个体健康状况（House et al.，1994）。而流动过程作用于流动人口健康的本质，就是在控制生物性衰老的前提下，考察流动过程中各社会经济因素对流动者健康轨迹的影响。从这个角度来说，流动人口流动时年龄越大，其健康状况本身所受到的流动过程的影响就越小。

接下来考察流动人口健康损耗的出生队列异质性。在控制其他相关变量的基础上，纳入流动时间与出生队列的交互项。表4-10的第1列和第2列分别为以自评健康和慢性疾病为因变量的估计结果。在纳入流动时间与出生队列的交互项之后发现，流动时间对于不良健康结局的影响系数依然显著为正。相较老生代流动人口，中生代流动人口自评健康状况较差和患有慢性疾病的可能性更大。整体而言，新生代流动人口的健康状况更好。在以自评健康为因变量的模型中，流动时间和出生队列的交互项显著为正，这表明相较老生代，出生队列较为年轻的流动人口，其自评健康状况随流动时间的增加而损耗更严重。在以慢性疾病为因变量的模型中，新生代与流动时间的交互项系数显著为正，表明相较老生代，流动时间对于新生代流动人口患慢性疾病的负面影响更大。

表4-10　流动人口健康损耗的出生队列异质性

	自评健康	慢性疾病
流动时间	0.022** （0.008）	0.027** （0.011）
中生代	0.279*** （0.052）	0.497*** （0.074）
新生代	−0.243** （0.087）	−0.210+ （0.125）
流动时间#中生代	0.013** （0.004）	0.008 （0.006）
流动时间#新生代	0.014* （0.008）	0.036*** （0.011）
年龄	0.046*** （0.002）	0.079*** （0.002）
男性	−0.195*** （0.036）	0.212*** （0.022）
受教育水平	−0.088*** （0.006）	−0.030*** （0.004）
已婚	−0.356*** （0.094）	0.147* （0.074）
离异或丧偶	−0.472*** （0.113）	−0.039 （0.089）
家庭规模	0.132*** （0.016）	0.028* （0.011）
目前在业	−1.207*** （0.038）	−0.352*** （0.030）
家庭月收入	−0.610*** （0.029）	−0.079*** （0.021）
非农户籍	−0.054 （0.050）	0.136*** （0.033）
跨省流动	−0.094+ （0.049）	0.003 （0.032）

表4-10(续)

	自评健康	慢性疾病
流出地固定效应	控制	控制
流入地固定效应	控制	控制
观测值	165 177	165 177
伪 R^2	0.261	0.216

注：***、**、*、+分别表示在0.1%、1%、5%、10%的水平上显著；表中汇报回归系数，括号内为标准误。

　　总体而言，流动人口健康损耗的出生队列异质性在自评健康状况和慢性疾病这两个指标上均有所体现。出生队列越年轻，流动过程中的健康损耗程度越大。第一，结合研究假设来看，流动人口出生队列年轻化对其健康损耗的主要意义可能在于，年轻队列流动人口更高的流动目标设定以及更强烈的城市融入意愿下所产生的巨大心理落差感，而非伴随着队列年轻化而提高的自致能力。或者说，这种心理落差感对其健康的负面影响超过了自致能力提高对其健康的积极影响。此外，还有研究发现，尽管与老生代流动人口相比，新生代流动人口在职业进入方面的阻碍更小，但其职业内同工不同酬的现象更加突出，因此新生代流动人口所面临的工资歧视更为严重（孟凡强和向晓梅，2019）。第二，对于这种异质性可能的解释还在于，不同队列流动人口在观测期内正处于不同年龄阶段，其流动原因以及在流入地的社会经济活动参与程度存在明显差异。正处于老年阶段的老生代流动人口已逐渐退出劳动力市场，流动原因以家属随迁和照料孙辈为主。这意味着，一方面，老生代流动人口健康损耗的形成路径并不包括工作，而流动人口的健康损耗在很大程度上恰与工作场域的伤害有关；另一方面，出于家庭原因的流动通常伴随着家庭团聚或家人的陪伴，而家庭成员的支持和照料对健康具有保护作用。以中青年群体为主的中生代和新生代流动人口则不同，他们在这一年龄时期的经济活动参与度仍然较高，因此健康损耗的形成路径是包括工作的。此外，相较本就以家庭原因为流动决策驱动的老生代流动人口，中生代和新生代流动人口面临家庭分离的可能性会更大。第三，对于这一发现的解释还可能在于健康测量指标本身。随着年龄的增长，尤其是老年人群体，采用自评健康状况指标可能无法处理极限效应所导致的问题，即当个人已经处于自评健康状况测量所能报告的最高或最低类别时，自评健康状况测量无法反映其健康状况的进一步改善或者下降。

本节在验证了流动人口健康损耗这一现象的基础上，基于生命历程理论的时间观，进一步考察了流动人口健康损耗在流动时机和出生队列两个维度上的异质性。研究发现，流动人口的健康损耗具有流动时机异质性，较晚的流动时机与较低的健康损耗有关。研究还发现，流动人口的健康损耗还具有出生队列的差异，流动过程的负面因素在愈年轻的出生队列中强化。相较较早的出生队列，较晚的出生队列的流动人口健康损耗更加严重。

第三节　资源禀赋对流动人口健康损耗的调节作用

资源禀赋影响着行为主体在面临风险暴露时的恢复力水平，流动过程中的健康损耗，在具有不同资源禀赋的流动人口之间可能存在差异。资源禀赋的获得来自个人、家庭以及社会等多个维度。其中，受教育水平通常用以反映个体资源禀赋，家庭和社会维度下的资源禀赋对于流动人口群体来说，主要通过家庭化流动程度以及社会资本水平来衡量。以下就个体受教育水平、家庭化流动以及社会资本这三类资源禀赋与健康损耗之间的关系分别进行说明，并提出本节的研究假设。

一、研究问题

(一) 个体资源禀赋

受教育水平是个体资源禀赋的直观反映，目前其对健康的影响主要有两种理论解释。一种是从预算约束的角度出发，认为拥有良好受教育水平的个体，在就业市场上会占据更大优势、获取更高收入，由此能够将更多的经济资源用于健康方面的投入，比如获得质量更高的医疗保健资源与服务，进而提高个体健康水平（Cutler & Lleras-Muney，2010）。对于流动人口来说，就业性质和购房能力等方面的特征也决定了受教育水平更高的这部分群体具有更强的社会适应和社会参与能力（杨菊华，2015）。另一种是从认知和行为的角度出发，认为教育不仅能够通过提高健康投资能力而影响个体健康水平，还能够通过影响个体健康认知能力及相关健康行为而与健康结局发生关联。受教育水平更高的个体拥有更加丰富的健康知识和更强的健康认知能力，因此更可能在日常生活中养成健康的行为习惯，从而减少健康资本的衰退（Muszalik et al.，2011）。同时，受教育水平可以强化个体对自我健康认知的客观性，进而提高疾病治疗的及时性和有效性。可以说，通过影响认知和行为，受教育水平还提高了个体健康投入的效率（Smith & Goldman，2010）。总的来说，受教育水平可能会通过收入、意识、行为等路径，强化个体在应对健康风险时的能动性，对于流动人口来说，也即降低了流动过程中的健康脆弱性，对健康损耗起到一定抑制作用。

但与此同时，受教育水平的健康效应在不同性别流动人口中可能存在差异。其一，教育回报存在性别差异，女性流动人口的教育回报率更低（杨宜勇和王伶鑫，2021）。有研究发现，这是由于劳动力市场中的就业性别歧视在流动人口群体中更加突出（罗俊峰和童玉芬，2015），在较为有限的工作选择中，女性流动人口更加难以找到与人力资本水平相匹配的工作。此外，在广泛的家庭化流动趋势下，女性流动人口并没有从家庭照料中解放出来，这更加不利于她们的人力资本效率的发挥。总体而言，受到制度与非制度性因素的共同制约，女性流动人口的教育回报率更低，也因此，由受教育水平所产生的经济效益对健康的可能的积极作用，在女性流动人口中可能会更小。但与此同时，女性的健康风险意识和健康投资意识更强，对于预防性保健服务的使用频率也更高（Vaidya et al.，2012）。因此，教育所带来的认知和行为促进效应，可能在健康意识更强的女性群体中更加突出，也即在同样的预算约束下，女性更有可能花钱投资健康。

（二）家庭资源禀赋

从流动形式来说，与传统个体流动相对的，就是家庭化流动。如果说个体流动会带来家庭结构的分裂与居住安排的分散，那么家庭化流动就是通过配偶、子女甚至父母随迁，而将家庭内嵌于流动过程中的一种流动形式，并且这越来越成为我国人口流动的主要趋势。对于家庭化流动效应的考察，其本质就是厘清家庭成员对于流动人口在流入地的社会经济生活来说具有怎样的性质。从这个角度出发，流动人口健康与家庭化流动之间的关系可能存在两种解释路径。

第一，家庭成员的在场具有"资源"性质。这直接体现为家庭成员能为流动人口提供照料与陪伴，继而使流动人口获得生活照料以及情感慰藉和支持，弱化流动人口在异地他乡的不适感与孤独感，缓解流动过程中的压力，尤其在流动人口社会资本相对缺乏的流动初期，家庭成员能够提供重要的资源补充。这是家庭成员体现其"资源"性质的直接方式。从间接途径来看，在家庭成员团聚的背景下，流动人口的长期居留意愿会得到强化。而在这样的意愿驱动下，为助于家庭在本地"扎根"，流动人口的行为和心理模式都会相应地发生转变——流动人口更有可能采取积极的社会融合策略，并增加在流入地的消费。正如有研究发现，家庭化流动模式下的流动人口，更有可能在本地开展健康投资（刘璐婵和莫华归，2021）。

第二，家庭成员的到来也可能具有"负担"性质。在经济压力方面，尽管家庭成员的流入有可能会使劳动收入多元化，进而给予经济上的强力支撑，但更多研究认为，由于流入地生活成本较高，相较家庭成员生活在流出地老家，家庭化流动可能增加了流动人口家庭整体的生活成本。这种负担尤其在携未成年子女和老人共同流动时加剧。一方面，这部分家庭成员不参与劳动力市场而无法为家庭增收，但同时又增加了家庭开支。另一方面，他们的日常照料需求比较大，可能会加重其他家庭成员的照料负担。在经济负担和照料负担的双重压力下，不同于独自流动时的"一人吃饱全家不饿"，流动人口的心理负担也会加重。总体而言，"拖家带口"也可能会使流动人口处于更大的压力之中，进而对流动人口的生活质量和健康水平产生不利影响。

此外，由于社会性别分工以及家庭劳动分工的不同，家庭成员的加入对不同性别流动人口的影响可能存在差异。家庭化流动所带来的经济负担以及工作压力，更有可能由作为家庭主要经济来源的男性流动人口来承担。而对于女性流动人口来说，家庭成员，特别是配偶的加入，则有利于减少部分工作压力并满足情感需求。但未成年子女或老年家庭成员的随迁，又可能加重女性流动人口的家庭照料负担，挤占其在就业市场的投入（曾永明，2020）。

（三）社会资源禀赋

社会资本以个体之间的联系——社会网络为基础（Putnam，2001）。社会资本对流动人口健康的意义，主要包括以下三个方面。第一，社会网络是流动人口获取信息和资源的重要媒介，较高的社会资本水平有利于降低流动人口生活的交易成本，从而在一定程度上减轻流动过程中的压力水平。第二，在缺乏制度性支持的情况下，以社会网络为基础的社会资本，在流动人口的社会融入中起到尤为重要的作用。第三，社会资本有助于培育流动人口的归属感和依附感，强化流动人口在社会结构中的身份认同感，这不仅为流动人口带来了情感支持，也规范了流动人口的个人行为，减少了危险行为发生可能性，提升了健康水平。

与此同时，研究发现，社会资本的不同类型对流动人口生存发展的作用存在差异。对于流动人口来说，根据社会网络的构成来源，其社会资本可以划分为依托流出地社会关系的原生社会资本或初级社会资本，以及依托与流入地居民及社会互动而形成的本地社会资本（任远和陶力，2012）。在流动过程的早期阶段，初级社会资本在流动人口的社会融入方面具有重要影响，有助于流动人口对新环境的适应。但随着流动时间增加，初级社会资本的影响方向会发生逆转，它不仅会不利于流动人口更深层次的社会融入，而且会阻碍流动人口对流入地心理认同感和归属感的形成（牛喜霞，2008）。而与流入地当地居民以及社会组织互动所形成的本地社会资本，不仅能通过信息交流渠道为流动人口提供更优质的就业机会，也有助于进一步提升流动人口的社会融入水平（Yue et al.，2013）。此外，还有研究发现，社会资本对于健康的促进作用会因性别而异。当以社会交往来反映社会资本水平时，大多研究发现，其对女性的健康促进效应更大（薛新东和刘国恩，2012）。认知型社会资本则使男性获得更大的健康收益（薛新东，2015）。其可能的原因在于性别角色差异。以社会交往中的女性健康获益为例，由于"女主内、男主外"是中国家庭的普遍模式，因此当女性从家务活动中解放出来进行社会参与和社会交往时，其所获得的健康收益会高于男性。

基于以上理论分析，本节主要提出以下两个研究问题：流动人口的健康损耗是否受到资源禀赋的调节（问题 1.3）？资源禀赋对于流动人口健康损耗的调节作用是否在不同性别群体间存在差异（问题 1.4）？

二、变量说明

本节所考察的三个调节变量分别是个体受教育水平、家庭化流动程度，以及社会资本水平。个体受教育水平沿用第一节的变量设定，即作为连续型变量的受教育年限。家庭化流动程度参考相关文献（张丽琼 等，2017），以被调查流动人口的核心家庭成员是否一同流入现居住地为依据，在此分为三类：单独流动、半家庭化流动、完全家庭化流动。其中，未携带任何核心家庭成员的定义为单独流动、携带部分核心家庭成员的定义为半家庭化流动，携带全部核心家庭成员的定义为完全家庭化流动。对于已婚样本而言，核心家庭成员是配偶和子女，对于未婚样本而言，核心家庭成员是父母。在这种划分方式下，单独流动、半完全家庭流动以及完全家庭流动的占比分别为 1.34%，11.64% 以及 87.02%。可见，大部分流动人口已实现完或半完全的家庭化流动。社会资本则通过流动人口的社会交往和社会参与来体现。社会交往根据问题"您业余时间在本地和谁来往最多（不包括顾客及其他亲属）？"来测量。笔者参考相关文献（凌巍和刘建娥，2022）将选项分为三类："很少与人来往"（赋值为1），表示缺乏社会交往，这部分样本占比 22.68%；"同乡"及"其他外地人"（赋值为2），这是一种仍然建立在同乡网络上的社会交往，可被定义为初级社会交往，这部分样本占比 44.56%；"与本地人交往"（赋值为3），这是流动人口在突破同质性网络后所实现的本地化社会交往，这部分样本占比 32.76%。之所以区分以同乡交往为基础的初级社会交往和以与本地人交往为基础的本地化社会交往，是因为这两类社会交往的建构原则、实现难度，以及其对流动过程不同阶段所产生的影响存在差异（McPherson，2001）。社会参与则根据问题"过去一年以来您是否在本地参加过工会/志愿者协会/同学会/老乡会/家乡商会/上述其他的活动？"来测量，参加赋值为1，否则为0。最终通过累加获得一个取值为 0～6 的"社会参与"变量，笔者在分析中将其视为连续型变量来处理。

三、实证分析结果

表 4-11 分析了个体受教育水平对流动人口的健康损耗是否具有调节作用。第 1 列至第 3 列为以自评健康为因变量的模型。在控制其他相关变量的基础上，估计结果显示，流动时间与受教育水平的交互项系数显著为正。这一系数在男性和女性流动人口样本中分别在 10% 和 0.1% 的水平上显著。第 4 列至第 6 列为以慢性疾病为因变量的模型。在纳入流动时间与受教育水平的交互项后发现，流动时间的系数显著为正，交互项系数依然为正但并不显著。从上述估计结果来看，受教育水平对流动人口健康损耗的调节作用主要反映为一种加剧效应，并主要体现在自评健康状况指标上。其可能的原因在于以下三点。其一，相较客观疾病指标，自评健康状况指标更为主观，也即受到受访者对健康的认知标准和心理因素的影响更

大。有研究发现，受教育水平对于个体健康的保护作用存在临界点，在受过高等教育的群体中，更多的教育反而会带来更大的心理问题（石智雷和杨宇泽，2020）。由此可推断，超过一定临界点的受教育水平可能会促使个体做出更加悲观的自我健康判断。其二，受教育水平更高的流动人口对本地医疗卫生服务资源的利用程度更高，因此随着流动时间的推移，其对个体健康状况的了解程度也就更加深入和全面。从这个角度来说，受教育水平未必真的增加了流动人口的健康损耗，其所反映的可能是个体受教育水平对健康认知的促进作用。其三，尽管受教育水平更高的流动人口就业层次更高，但相应地也会面临更激烈的行业竞争和更高的压力水平（Bracke et al.，2014），这是受教育水平在流动人口自评健康损耗中具有真实加剧作用的可能解释。

表 4-12 分析了家庭化流动对流动人口的健康损耗是否具有调节作用。在纳入流动时间与家庭化流动程度的交互项后发现，流动时间在各个模型中的影响系数方向及显著性均较为稳健，流动时间与家庭化流动的交互项系数在以自评健康和慢性疾病为因变量的模型中均显著为负。分性别来看，在以自评健康为因变量的模型中，交互项系数于男性和女性样本中均显著。在以慢性疾病为因变量的模型中，交互项系数主要在女性流动人口样本中显著。总体而言，家庭化流动对于流动人口的健康损耗具有保护作用，女性流动人口从家庭化流动中的健康获益更大。正如前文所指出的，男性流动人口通常是家庭主要经济支柱，其经济压力更大，家庭成员的流入虽然为其提供了照料与陪伴，但也相应提高了流入地的生活成本，从而增加了男性流动人口的压力感知。而女性流动人口的这种压力感知相对较小，因此更可能获益于家人的陪伴。

表 4-13 分析了社会资本对流动人口的健康损耗是否具有调节作用。研究首先纳入流动时间与社会交往的交互项，可以发现，流动时间在各个模型中的影响系数方向及显著性均较为稳健，但交互项系数在各个模型中均不显著。进一步，研究纳入流动时间与社会参与的交互项，可以发现，对于慢性疾病而言，社会参与显著降低了流动人口在流动过程中的发病风险，并主要体现在男性流动人口中。与通常认知有所出入的是，研究并未发现社会交往对流动人口健康损耗具有积极的抑制作用，反而本地化社会交往与流动时间的交互项系数为正。这表明社会交往可能在通过资源和信息分享等途径积极作用于流动人口健康的同时，也存在潜在的负面影响。

社会交往在这两种方向路径的共同作用下，呈现出对健康损耗的不显著效应。正如有研究指出，流动人口与本地居民的社会交往可能并非是一种正向的互动，这种交往可能会强化流动人口对于城市生活不公平性的认识，进而使他们形成更为强烈的心理落差和相对剥夺感。不同于社会交往，社会参与之所以显著降低了流动过程中的慢性疾病患病风险，可能在于社会参与通过与组织成员的互动以及承担一定社会角色，更能使流动人口获得归属感和意义感。与此同时，由于参与社会活动具有一定的体力和智力门槛，因此参与社会活动有助于提高参与者的健康水平和认知能力。此外，社会参与依然具有和社会交往相类似的社会支持功能，因此，社会参与表现出消除流动人口健康损耗的作用。其中的性别差异可能在于，相较男性而言，女性受社会性别规范以及家庭角色定位等因素的影响，在参与公共领域社会活动方面的意愿与能动性较低，即使有所参与，参与程度也相对不足（栾文敬和韩福源，2015），因此其在社会参与中的健康获益可能与较为有限。

本节基于累积不平等理论所强调的资源补偿效应，考察了个体、家庭以及社会层面资源禀赋对于流动人口健康损耗的调节作用。研究发现，较高的受教育水平加剧了流动人口自评健康状况的损耗；家庭化流动对于流动人口自评健康状况和慢性疾病的损耗均有抑制作用，并更突出地反映在女性流动人口中；社会参与对于流动人口慢性疾病的损耗具有积极调节作用，并主要体现在男性流动人口中。总体来说，资源禀赋调节效应的方向、程度，会因资源禀赋的类型以及健康指标而异，并且各类禀赋对于流动人口健康损耗的调节作用具有性别差异。这表明不同资源禀赋对于健康的影响路径存在差异，对于不同性别群体来说，各类资源禀赋对于健康的作用程度也存在区别。

表 4-11　受教育水平对流动人口健康损耗的调节作用及性别差异

	自评健康			慢性疾病		
	全体	男性	女性	全体	男性	女性
流动时间	0.052 *** (0.010)	0.055 *** (0.015)	0.048 *** (0.014)	0.037 *** (0.007)	0.039 *** (0.008)	0.029 *** (0.011)
受教育水平	−0.103 *** (0.006)	−0.091 *** (0.009)	−0.109 *** (0.007)	−0.037 *** (0.004)	−0.006 (0.006)	−0.059 *** (0.006)

表4-11（续）

	自评健康			慢性疾病		
	全体	男性	女性	全体	男性	女性
流动时间#受教育水平	0.003*** (0.001)	0.002+ 0.001	0.004*** (0.001)	0.001 (0.001)	0.001 (0.001)	0.001 (0.001)
控制变量	控制	控制	控制	控制	控制	控制
观测值	165 177	85 256	79 921	165 177	85 256	79 921
伪 R^2	0.255	0.253	0.269	0.213	0.177	0.268

注：*** 、+ 分别表示在0.1%、10%的水平上显著；表中汇报回归系数，括号内为标准误。

表 4-12　家庭化流动对流动人口健康损耗的调节作用及性别差异

	自评健康			慢性疾病		
	全体	男性	女性	全体	男性	女性
流动时间	0.095*** (0.017)	0.101*** (0.023)	0.092*** 0.025	0.057*** (0.013)	0.056*·** (0.016)	0.064*** (0.024)
半家庭化流动	0.263 (0.161)	0.459** (0.215)	−0.086 0.242	−0.051 (0.139)	−0.330* (0.173)	0.422* (0.239)
完整家庭化流动	0.311* (0.159)	0.516** (0.209)	−0.033 0.239	−0.256* (0.137)	−0.454*** (0.171)	0.136 (0.237)
流动时间#半家庭化流动	−0.060*** (0.015)	−0.040* (0.020)	−0.079*** 0.023	−0.026** (0.012)	−0.023 (0.014)	−0.039* (0.022)
流动时间#完整家庭化流动	−0.041** (0.015)	−0.034* (0.019)	−0.044*·* 0.022)	−0.017 (0.012)	−0.013 (0.014)	−0.032 (0.022)
控制变量	控制	控制	控制	控制	控制	控制
观测值	165 177	85 256	79 921	165 177	85 256	79 921
伪 R^2	0.254	0.251	0.267	0.213	0.177	0.269

注：*** 、** 、* 分别表示在0.1%、1%、5%的水平上显著；表中汇报回归系数，括号内为标准误。

表 4-13　社会资本对于流动人口健康损耗的调节作用及性别差异

	自评健康			慢性疾病		
	全体	男性	女性	全体	男性	女性
流动时间	0.046*** (0.010)	0.050*** (0.015)	0.039*** (0.014)	0.036*** 0.007	0.035*** 0.009	0.034*** 0.011
初级社会交往	−0.366*** (0.044)	−0.478*** (0.067)	−0.295*** (0.059)	−0.053* 0.031	−0.037 0.041	−0.084* 0.049
本地化社会交往	−0.424*** (0.046)	−0.472*** (0.069)	−0.395*** (0.061)	−0.045 0.032	0.011 0.043	−0.136*** 0.051
流动时间#初级社会交往	0.009 (0.006)	0.014 (0.009)	0.006 (0.008)	0.003 0.005	0.009 0.006	−0.009 0.007
流动时间#本地化社会交往	0.011 (0.006)	0.008 (0.009)	0.014 (0.008)	−0.001 0.005	−0.001 0.006	−0.001 0.007
控制变量	控制	控制	控制	控制	控制	控制
观测值	165 177	85 256	79 921	165 177	85 256	79 921
伪 R^2	0.257	0.247	0.269	0.213	0.177	0.268
	自评健康			慢性疾病		
	全体	男性	女性	全体	男性	女性
流动时间	0.027*** (0.003)	0.025*** (0.004)	0.028*** (0.004)	0.026*** (0.002)	0.027*** (0.002)	0.024*** (0.003)
社会参与	−0.206** (0.080)	−0.344*** (0.123)	−0.086 (0.107)	0.072* (0.034)	0.094* (0.039)	−0.022 (0.068)
流动时间#社会参与	−0.002 (0.008)	0.010 (0.010)	−0.014 (0.012)	−0.006+ (0.003)	−0.007+ (0.004)	−0.003 (0.007)
控制变量	控制	控制	控制	控制	控制	控制
观测值	165 177	85 256	79 921	165 177	85 256	79 921
伪 R^2	0.264	0.251	0.277	0.219	0.182	0.276

注：***、**、*、+分别表示在 0.1%、1%、5%、10%的水平上显著；表中汇报回归系数，括号内为标准误。

第四节　本章小结

本章从流动行为的持续性角度出发，以自评健康状况和慢性疾病为健康的代理变量，探讨了流动时间对流动人口健康的影响，以此验证流动人口的健康损耗这一现象，并进一步考察了流动人口健康损耗在流动时机和出生队列方面的异质性，以及个体、家庭、社会层面资源禀赋对流动人口健康损耗的调节作用。本章主要发现如下。第一，在控制其他相关因素的情况下，流动人口流动时间越长，其健康状况越差。这一结论在经过多种稳健性检验以及内生性问题处理后依然成立。第二，考虑到流动的不同时机以及流动人口的出生队列，流动人口的健康损耗现象呈现出一定的复杂性。在个体生命历程中，流动时机越晚，其自评健康状况和慢性疾病的损耗风险越低，可以说，较晚的流动时机具有健康保护效应。在较为年轻的出生队列中，流动人口的健康损耗更加严重。第三，各类资源禀赋对流动人口的健康损耗具有调节作用，但这种调节作用会因不同的健康指标而异。随着流动人口受教育水平的提高，各类资源禀赋随流动时间的增加而自评健康状况变差的可能性更大。家庭化流动对流动人口健康损耗具有保护作用，而社会资本对流动人口健康损耗的保护作用则主要体现在慢性疾病方面。此外，家庭化流动对健康损耗的保护作用在女性流动人口中更加明显，而社会资本对慢性疾病的保护作用主要体现在男性流动人口中。

本章对流动时间健康效应的关注，拓展了健康的社会决定因素理论。流动行为所具有的空间、社会、经济以及文化意义，使其本身就成为塑造个体健康结局的重要力量。在人口大流动的时代背景下，尤其需要关注流动相关要素如何影响个体健康。在研究方式上，本章基于生命历程理论，从"轨迹"这一概念着手，通过考察流动持续性所产生的影响，进一步加深对于健康状况动态性以及流动过程累积性的理解。研究结论验证了对于健康而言，流动行为具有风险暴露的性质，流动过程是一个劣势累积的过程，流动人口的健康损耗因此是风险暴露累积的结果。从经济发展角度来说，人口流动是一个生产要素在空间上重新进行配置的过程。这一过程不仅在宏观层面上带动了产业结构转型和升级，推动了区域经济社会发展，还在微观层面上促进了流动人口人力资源的增值，通过收入以及就业机会的提升，提升了流动人口及其家庭的整体福利水平。区域间人口、土地、资金、技术等要素的流通与互动，也进一步带来生活方式和思维方式的进步。然而，从个体健康角度来说，流动所带来的空间以及社会经济生活等深层次的改变，使流动过程具有了压力性质。与此同时，不利的工作和生活环境增加了流动人口面临的健康风险，这意味着流动人口在取得其他成就，或其工作和生活的环境得到改善时，可能是以健康的损耗为代价的。此外，尽管有研究发现，城市生活会通过学习效应、示范效应以及融入效应等路径，使流动时间对收入、就业以及身份认同等维度产生积极影响，但与上述指标所不同的是，健康在面临风险冲击时的脆弱性更强，在遭受损伤后的可逆性更低，因此随着更长时间的流动而逆转损耗效应的可能性也就更小。

此外，本章还基于生命历程理论的时间观以及资源补偿理论，通过对流动时机和出生队列异质性及资源禀赋调节作用的考察，发现了健康风险累积的不均等性。在健康发展过程中，外部要素的介入促成了其轨迹的多元性。首先，年龄在人口的迁移流动中具有丰富的社会含义，不同年龄流动所意味的流动前禀赋以及流动后体验均有差异。因此，在通过政策干预以促进流动人口健康的过程中，需要考虑人们差别化的流动经历，从而满足不同年龄流动群体多样化的健康需求。其次，新生代流动人口的健康风险亟待重视。尽管在劳动力市场愈渐完善、教育普及水平大幅提高的出生年代背景下，新生代流动人口的人力资本和社会保障水平有了极大提高，但他们在乡土联系、价值取向、生活追求、身份定位等方面与老生代流动人口的极大差别，又使预期和现实之间产生了强烈的错位。因此，相较老生代流动人口，新生代流动人口反而处于更大的健康风险之中。最后，流动人口并非全然被动受流动过程所塑造的群体，其所具有的资源禀赋可以有效应对流动过程所带来的健康冲击。当前家庭化流动的趋势增强、区域间的制度屏障逐渐被打破、社会融合的良好氛围日益形成的背景，对流动人口的健康都具有积极的预示意义。

不同国家和地区都普遍存在人口流动这一经济社会现象。而我国的人口流动现象，在城镇化进程快速推进及特色制度的背景之下，表征更加复杂，影响也更为深远。本章研究基于生命历程理论，从流动过程视角出发，证实了流动人口的健康损耗现象。尽管从宏观层面来说，合理而有序的人口流动是改善资源配置、提高经济效率、促进社会活力的重要手段，但从个体健康层面来说，流动过程具有风险性质。基于上述发现，为减少流动人口的健康损耗、提升其健康水平，国家、社会及市场均应承担起自身的责任，出台和制定相应政策、措施，积极改善社会大环境，完善流动人口的就业和保障机制，引导流动人口更好地融入城市社会；进一步优化流动人口的生活体验，促进家庭化流动趋势的进一步加强；提高流动人口的资源禀赋，降低流动过程中的健康风险因素，促进积极健康效应的产生。

第五章 流动人口健康损耗的机制分析
——基于混合研究视角

第四章对流动人口的健康损耗现象进行了验证，发现在控制其他相关要素后，流动过程对流动人口的健康具有影响，随着流动时间的增加，流动人口健康状况趋于恶化。这一现象在自评健康状况和慢性疾病指标上均得到验证。与此同时，流动人口的健康损耗具有流动时机和出生队列异质性，并受到个体、家庭和社会层面资源禀赋的调节。在了解"是什么"之后，本章进一步探索流动人口健康损耗的形成机制。为此，本章采用混合研究法，对"为什么"进行回答。

何谓混合研究法？20 世纪末，在学界量化研究（quantitative approaches）与质性研究（qualitative approaches）的优劣争论中，产生了混合研究法（mixed methods research，MMR）。混合研究法旨在整合量化与质性研究，经过不断发展，该方法在理论基础与实践技术上日趋成熟。运用混合研究法，有助于研究者对事物形成更为整体性的理解。在本章的分析中，笔者采用了质性→量化的研究设计。采用这一研究设计的原因在于，已有文献针对迁移流动人口健康损耗的研究变量与理论框架较为局限，因此需要首先进行探索式研究，也即通过质性研究形成个案型结论，在得到个案型结论的基础上，运用量化研究进行群体分析（李刚和王红蕾，2016）。在该设计中，笔者在第一阶段通过对访谈资料进行挖掘与分析，归纳了流动人口所面临的具体的劣势处境、劣势处境在流动时间维度上的发展，以及劣势处境是通过怎样的具体路径逐渐对流动人口健康产生影响。第二阶段，笔者在质性研究的基础上归纳了流动人口健康损耗机制的起点逻辑和过程逻辑，并采用定量分析法分别验证，也即流动人口的健康损耗是否与其所处的结构性位置有关，以及累积困难是否在流动时间和不良健康结局之间扮演中介角色。第一阶段与第二阶段分析的"整合"通过以下两种途径实现：其一，质性研究的结论为量化研究提供变量和框架的参考；其二，量化研究通过群体层面的证据进一步论证了从质性研究中得出的结论，提高了结论的可推广性。

第一节　质性研究

质性研究的数据来自笔者对流动人口的深度访谈。具体来说，笔者于2022年10月至12月，分别在上海、苏州、银川三地对共13位流动者进行了半结构化访谈。这三座城市分别作为直辖市、新一线城市和西北部地区省会城市，在我国流动人口方面具有一定代表性。其中，上海以其蓬勃发展的经济和大量的就业机会，吸引全国各地人口流入，是我国非户籍常住人口最多的城市。苏州作为长三角经济带上一座相当重要的城市，以优越的工业和科技发展成果，取得了经济社会发展的巨大成就，其流动人口数量到2020年已经超过了户籍人口。银川地处我国西北部，作为一座区域性中心城市，其对流动人口有着较大的吸引力。需要说明的是，受调研期间一些现实情况的影响和限制，访谈对象以居住在苏州和银川的流动人口居多。

受访者的具体信息如表5-1所示。13位受访者来自陕西、四川、山东、安徽、河北、云南、河南、甘肃、内蒙古、宁夏、新疆11个省份；年龄最大的受访者为81岁，最小的为28岁；包括7名女性，6名男性。受访者的受教育程度涵盖了从小学到研究生的各个学历阶段，流动时间从3年到20年不等。大部分受访者来自农村，并处于已婚状态。虽然个别受访者已取得本地户籍（受访者L7、L9），但笔者认为户籍的取得是从流动到融入的重要环节，是流动过程的一部分，因此这类受访者虽然在定义上属于户籍人口，但并不影响他们的流动经历。需要说明的是，受访者L1只是暂时流动至苏州探亲，因此访谈主要基于其在广州的流动生活。

表 5-1　受访者的基本信息

编号	性别	年龄	学历	婚姻状况	户籍	流出地	流入地	流动时间
L1	女	81	小学	丧偶	农村	陕西榆林	江苏苏州	18 年

表5-1(续)

编号	性别	年龄	学历	婚姻状况	户籍	流出地	流入地	流动时间
L2	女	44	初中	离异	农村	四川巴中	江苏苏州	8 年
L3	男	33	初中	已婚	农村	山东济宁	江苏苏州	12 年
L4	男	35	中专	已婚	农村	安徽安庆	江苏苏州	11 年
L5	男	33	初中	已婚	农村	河北沧州	江苏苏州	3 年
L6	女	28	硕士	未婚	城镇	云南昆明	上海	4 年
L7	男	33	本科	已婚	农村	河南信阳	上海	11 年
L8	女	47	大专	已婚	城镇	甘肃武威	宁夏银川	12 年
L9	男	54	本科	已婚	城镇	内蒙古巴彦淖尔	宁夏银川	20 年
L10	男	40	高中	已婚	农村	河南周口	宁夏银川	15 年
L11	女	50	初中	已婚	城镇	内蒙古阿拉善	宁夏银川	5 年
L12	女	42	高中	离异	农村	宁夏中卫	宁夏银川	4 年
L13	女	61	高中	已婚	城镇	新疆吐鲁番	宁夏银川	10 年

一、流动人口作为外地人的社会心理劣势

人口流动可具象为背井离乡和客居他乡的一个过程。其中，前者意味着告别熟悉的文化和生活环境，减少与亲朋的互动联系，与家庭成员相分离。后者意味着以外来者的身份在一个陌生环境中工作与生活，从边缘向主流融合。这个过程伴随着各种转变，蕴藏着机会与希望，但也充斥着一系列困难和压力。流动人口不仅要承受显性的制度性障碍（如户籍制度及其相关福利政策），还要面对以非制度性形态存在的社会排斥、社会歧视等风险。这共同加剧了流动人口融入城市生活的难度。因此，流动人口极易处于社会心理的弱势地位，也更可能产生一系列的社会心理问题。从访谈中看，流动人口对城市生活心理体验的叙述高度同质化，这主要体现在他们中的绝大多数对孤独感的觉知。受访者 L2 来自四川巴中某村，2014年其为了与丈夫团聚，离开工作生活了近十年的深圳，来到苏州打工。然而两座城市的生活对于她来说区别巨大。

在深圳比在这里（苏州）好交朋友，深圳外地人多，都是来打工的，谁也不会看不起谁。但这里就不一样，所以我也不爱跟这里的人打交道。

来这里虽然这么多年了，但一个朋友也没有。我的朋友都是在深圳打工时候认识的姐妹。现在想想在深圳的那十来年是我最开心的时光，休息时我跟姐妹们一起吃饭、逛街、喝酒，什么都能聊。现在就是每天来上班，下了班也不出去逛，一个人没什么意思。有委屈就自己消化，有段时间难受得整晚睡不着，可是又能跟谁说呢？虽然我和深圳的那些姐妹感情很好，现在回去也是有吃有住的，但就算这样我遇着事也不会跟她们说，因为即使关系再好，谁又愿意成天听你说这些呢？

在城市生活中遭遇的排斥、产生的隔阂，会对流动人口心理形成更加强烈的冲击，增加了流动人口融入感和归属感的获得难度。受访者 L8 于 2010 年从县城老家来到银川，在从县城到省会城市的空间置换中，L8 感受到巨大的文化冲击。

我来银川以后最难受的就是没人倾诉，工作也一直找得不顺利，所以特别想找人说话，也想交朋友。但这个地方的人不像我们老家的人那么热心。在老家搬个凳子出来就能跟对门邻居聊一天，而这儿的邻居住几十年可能相互都不说话。虽然我妹妹也在这儿，但她条件比较好，也忙，我跟她说这些，她没法感同身受。来银川以后，我很长时间都是迷茫的，有时候在街上看见人来人往，我觉得我就像一个围观的人，这个城市好像跟我没什么关系。

老年受访者对孤独的感知则更为强烈。一方面，由于退出了劳动力市场，老年流动人口缺乏在工作环境中进行社会活动、建立社会关系的可能。另一方面，老年人口的学习和适应能力较差，且健康退化后活动受限，这限制了他们在陌生环境中的活动，并进一步掣肘了他们融入本地社会。此外，老年流动人口多因追随子女而流动，他们的生活也多是围绕子女家庭展开，比如帮助照料孙辈等，因此对于子女的依附性较强，这加剧了老年流动人口社会隔离和孤独的发生风险。L1 来自陕西榆林某村，早年丧偶后在老家独自生活。在孙子出生后，她从老家前往广州帮忙照料，开始了长达近二十年的流动生活。

很孤独的，刚去的时候一句话也听不懂。每天家里就我和一个小阿姨，小阿姨才十几岁，我跟她又说不上话。有时候小阿姨带孙子出去玩了，我一天一个人也见不到，心里急得不行。

直到孙子上学，L1 才脱离了照料者身份，因缺乏社会交往而产生的孤独感才得到改善。

我每天接送孙子的时候，认识了一些老太太，她们也是从外地过来带孙子的。把小孩送到学校后，我们就相约聊天、打牌，一个下午也就过去了。到现在我认识的还是些北方老太太，咱们北方人好打交道，北方话听着也亲切。我出去溜达的时候，只要听到有北方口音的老太太我就上去问人家是哪里的，慢慢就认识了。来了这么多年，本地老太太只认识几个，主要还是说话听不懂，聊不到一块儿去。

　　总体而言，由于人际交往的断裂以及社会互动的缺乏，流动人口难以与本地居民产生交集，进而长期处于"孤岛化"化的生活状态（李强，2011），产生孤独感。孤独感是流动带来的一系列转变和冲击对流动者社会心理所造成的较为直观的后果，是流动人口社会心理劣势的重要来源。多位受访者在访谈中提到，尽管已经在本地生活了很多年，但仍然未能交往到本地朋友。这种困境源于三个方面的：一是源于流出地与流入地之间本身就存在的语言和文化距离，这构成了社会交往的客观障碍；二是源于流动者自身，他们居住和工作空间的边缘化，限制了社会互动的产生；三是源于流入地的社会歧视与社会排斥，从本地居民的角度出发，这体现为一种"不接纳"，从流动人口的角度出发，这反馈为一种"抵触感"。这些都拉大了流动人口与本地人口之间的社会距离，降低了流动人口的本地交往意愿。

　　流动人口社会心理劣势的另一重来源就是在比较中产生的相对剥夺感。在社会心理的构建中，还有一个重要影响因素就是参照群体的选取。流动人口的特殊之处在于，他们的生活场域在流动过程中发生了变化。随着流动时间的增加，流动人口与流出地逐渐疏离，而与流入地逐渐紧密。因此有研究认为，随着流动人口在流入地居住时间的增加，他们很有可能从以流出地人口作为参照群体逐渐向以流入地人口作为参照群体转变（许传新，2007）。参照群体的转变会对流动人口的心理状态产生很大影响。与流出地人口相比，由于收入水平的提升，流动人口更可能获得一种满足感。但当参照群体成为流入地人口时，流动人口更多感受到的是与户籍人口之间的隔阂与差距，这种隔阂与差距在很大程度上来源于先赋性身份地位带来的不平等。这就容易使流动人口产生强烈的心理不平衡（徐广路等，2016）。正如有研究发现，参照群体变化而导致的相对剥夺感，是流动人口随流动时间增加而幸福感逐渐下降的重要解释机制（Brockmann，2021）。由于劳动年龄流动人口在生活和工作的过程中，与本地居民打交道的机会更多，因此有关心理不平衡与相对剥夺感的叙述更多出现在劳动年龄的受访者中。受访者 L2 目前是一名小区保安，在谈到这份工作时她说道：

我们的工资说起来是比一些本地人的还高点，但我们除了这点工资，就什么都没有了。像物业前台的那些小姑娘，基本上都是本地人，我看她们挣多挣少都无所谓的，工作只是为了不闲着。

受访者 L4 来到苏州后，一直从事木工装修工作。尽管他在访谈中反复提及当前工作的辛苦与劳累，但当被问及是否考虑换一份清闲的工作时，他这样回答：

清闲、稳定的工作不是给我们这些外地人干的。有的本地人比较安于现状，因为家里条件好，不需要付出太多，但我们不行，必须要付出很多。

总的来说，与本地居民相比，流动人口在城市生活中承受着更大的社会心理代价，这体现为由孤独感和相对剥夺感所共同构成的社会心理劣势。尽管在不同年龄、不同流动原因的受访者中，这种劣势的具体表现及形成路径存在一些差异，但总体来说，流动人口的社会心理劣势既产生于流动人口对城市生活的难以融入，也产生于流动人口在社会比较中参照群体的变化。与此同时，这种社会心理劣势很难随着流动时间的增加而得到改善。一是从流动人口孤独感的产生来说，尽管诸如语言等障碍可以随着流动时间的增加而消除，但由于流动人口较为边缘化的工作和生活环境，以及在短时间内难以消弭的社会歧视和社会排斥等问题，他们仍难以建立起有效的社会联系并扩展社交网络。二是从相对剥夺感的产生来说，这一社会心理劣势的产生本就源于社会比较中参照对象的变化，因此，当先赋性身份所造成的不平等仍然存在时，随着流动人口社会参与和交往的愈加深入，这种社会比较所带来的相对剥夺感就会越明显。

尽管社会心理只是个体的一种主观感受，但却足以构成严重的公共健康风险。其一，从健康概念的综合定义来说，心理健康本就是健康的重要维度之一。其二，心理状态是躯体健康的重要预测因素。从客观路径来说，心理状态可以通过情绪活动实现对身体机能的调节。大脑在对外界信息进行加工处理的过程中会引起一定情绪反应，进而使体内产生某些生理变化，这些变化最终作用于个体健康结局。医学研究也表明，消极情绪可引起人体正常生理功能的失调，长期和反复浸润在消极情绪中，精神会过度紧张，从而导致某些器官或系统发生疾病（Aseltine et al., 2000）。从主观路径来说，心理状态还会直接影响个体对自身健康状况进行判断时的倾向。在相对"悲观"的心理状态下，个体更可能对自身健康状况产生消极判断，或者对身体的不适和疾病有着更敏感的觉知，进而形成心理健康和躯体健康相互作用的恶性循环。可以说，心理失衡是不良健康结局的重要诱因。尽管从访谈资料来看，受访者并没有在访谈中直接提及这种心理状态对于健康所产生的影响，但在长期的孤独感和相对剥夺感的心理体验中，他们确实产生了情绪内化与压抑。由此可以认为，社会心理劣势是流动人口在流动过程中发生健康损耗的机制之一。

二、流动人口作为劳动力的就业质量劣势

我国城镇化的重要特点之一就是超大规模的人口流动，尤其是劳动力的就业流动。所谓"安居乐业"，就业是流动人口在城市工作和生活的基础条件，但长期以来，在就业质量方面，城镇本地劳动力与流动人口之间差距明显，流动人口普遍面临比城镇本地劳动力更加严峻的就业形势。这是由于在城市就业的流动人口一直面临着事实上存在的排斥机制。直到21世纪初，许多城市仍然对流动人口有就业方面的限制。户籍身份成为城镇劳动力市场准入的重要标准，以及形成职业分层的重要因素。尤其对于农村流动人口来说，由于人力资本水平较低，他们不仅被一些不合理的就业制度排斥在城市的主流就业市场之外，还在城市就业市场上被技术壁垒所分割。因此，相当一部分流动人口只能进行非正规就业，而就业的非正规化又进一步削弱了现行就业制度对流动人口劳动权益的保护力度。在这样一种就业形势下，我国流动人口更多从事较低职业地位的工作。基于CMDS 2017年的专题调查数据，表5-2呈现了我国城镇地区流动人口与户籍人口的就业状况。可以看到，从行业类型来看，流动人口从事建筑制造业的比例明显高于户籍人口。从单位性质来看，流动人口多就职于个体企业和私营企业，进入国企或政府机构工作的比例远低于户籍人口。此外，流动人口在职业稳定性和工作强度上也与户籍人口之间存在较大差距。流动人口中签订了固定合同的比例远低于户籍人口，且流动人口超时工作的现象更为严重。尽管本章为了增加案例的多样性，尽可能搜寻了不同行业、不同单位性质的流动人口作为访谈案例。但事实上，我国流动人口在就业方面仍然普遍面临就业环境差、就业层次低等问题。

表 5-2　我国城镇地区流动人口与户籍人口的就业状况

	户籍人口	流动人口
所在行业		
制造/制造业	13.12%	20.94%
服务行业	86.05%	78.22%
其他行业	0.83%	0.84%
单位性质		
国有企业政府机构	35.53%	5.66%
私营企业	20.28%	24.75%
个体企业	16.81%	47.82%
其他	27.38%	21.77%
签有固定合同	73.21%	58.00%
每周平均工作时间	46.40 时	56.53 时

下面结合访谈内容，具体分析我国流动人口的就业质量劣势。

首先，从以工作环境和工作强度为表征的具体工作过程来看，我国流动人口面临较高的工作强度和较差的工作环境。以受访者 L3、L4、L5、L10 和 L11 为例。其中，L4 是一名木工，L3、L10、L5 分别为快递员和外卖员，L11 是一名个体工商户。概而言之，上述受访者主要从事建筑业和服务业。这也基本吻合表 5-2 所呈现出的就业分布特征。建筑业、制造业是我国流动人口的传统就业行业，互联网新技术的快速发展又催生了大量生活性服务业，"外卖小哥""快递小哥"等群体的兴起，意味流动人口正在大量涌向新兴服务业。然而，尽管受访者所从事行业及具体工作存在差别，但从他们的叙述来看，流动人口中仍然普遍存在工作环境不良、超时工作等问题。

我来苏州后就开始干木工，一开始就是学徒，后来跟着人家干，现在主要是自己接活，接多接少都是靠自己去跑的。干了这么多年，每天都还是一大早就起来干活，晚上至少七八点才回去。我基本上全年无休，双休日小区里不能做工，我就接一些乡下的活。每天起早贪黑，特别辛苦，不休息，中午饭也吃得很快，钱就是这样挣来的……干装修这行都一样，干久了都有职业病。我的腰现在有一些问题。装修时粉尘比较大，吸进肺里不好，我一般都戴个口罩，能防一点是一点。虽然这个工作不是长久之计，但是孩子还小，为了孩子的将来，我现在主要考虑的还是挣钱，所以目前也没考虑过换工作，也不知道能换什么工作。（受访者L4）

现在送快递还是只能用三轮车，夏天还好，冬天冻得不行。常年这么骑，现在天气一冷我关节就疼。这个工作吧干不长久，你看业务员流动性那么大就知道了。时间久了身体吃不消，很辛苦的。（受访者L3）

干这个（快递）想挣多点的话就得维护客户，啥时候吃饭还得看人家的发件时间，下班了还要去检查白天放的快递，不检查的话可能会丢件，客户又要找上来。也没有休息，休息的话就没有工资了，我都是能不休就不休。每天拼死拼活的，客户高兴了还好，不高兴了还要骂你两句。但是既然做了这份工作，就得忍着，上有老下有小，总比漂着强。（受访者L10）

送外卖最怕的就是出交通事故，平台把时间卡得太严了，你看送外卖的很多闯红灯的，说白了就是拿命挣钱。我认识的一个老乡就是闯红灯出了车祸，公司又不给赔，哎，很可怜的。想挣得多就得熬时间，一天十几个小时，要是像上班的人那样一天就干八个小时，那基本上挣不了几个钱。（受访者L5）

开店就是自己给自己打工，进货、房租、水电这些都是成本。现在租的这个房子是商住一体的，一楼是门面，吃住都在二楼，还能当个仓库，就不用单独租房住了，一个人也能将就。我现在自己还能干得动，就没雇人，反正能省就省。辛苦我不怕的，别的店过年过节就关门放假了，但我基本一直开着。每年春节，初三、初四我就从老家回来看店了，万一有生意呢，对吧？（受访者L11）

上述受访者绝大部分为农村进城务工人员，其与城际流动人口在就业方面有着一些较为明显的区别。因具有较高的人力资本水平以及更高层次的职业追求，城际流动人口通常有着相对更高的就业质量，进入劳动密集型行业的可能性更低。这意味着相较乡城流动人口，城际流动人口的工作环境更为优良，因此从工作过程来看，工作的物理环境对其健康产生不利影响的可能性较小。尽管如此，笔者在访谈中发现，在城际流动人口对工作的叙述中，高强度工作仍然是非常重要的话题。受访者L6自2019年硕士研究生毕业后，在上海先后就职于某教育企业和咨询公司，目前是一名助理顾问。

我们的工作强度是由项目决定的，项目少的时候能稍微轻松一些，但大部分时间项目接二连三地上，工作到半夜两三点是常事。忙起来根本没有双休日，节假日也在加班。有一次上了一个项目，几乎一个月没有休息过。现在已经没有什么自己的时间了，闲下来就想放空，什么都不做。我真的很佩服在公司待了三五年的人，大多数人都是差不多干一年就"跳"了。如果要形容工作这两年的感受，我只能说太累了。说实话，我都动过好几次"裸辞"的念头。虽然说这一年确实收获很多，上了很多项目，也学了不少技能，但我还是觉得失去了很多很多，记忆力、体力持续下滑，睡眠和健康已经不敢想了。

从以上访谈资料中可以看到，一方面，流动人口的工作强度和工作环境与其职业性质本身有关。在人力资本和社会资本的双重限制下，流动人口的就业优势在于也只在于年轻、能吃苦、身体素质好，因此，他们中的大多就进入了门槛较低的体力劳动行业。与此同时，劳动权益保障的缺乏使流动人口更可能面临雇主的压榨，而话语权的缺失以及弱势地位又使他们在面临压榨时缺少反抗手段。而就业层次相对较高的城际流动人口，又面临行业普遍存在的加班问题。综合来看，这无可避免地造成了流动人口工作强度较高和工作环境较差的处境。另一方面，在职业性质本身以外，流动人口的工作强度在一定程度上也可以说是他们"主动选择"的结果。比如受访者 L4 和 L10，他们是家庭的主要收入来源，肩负着养活一家老小的压力，因此常年无休地工作。与此同时，由于背井离乡在外工作，供养家庭的经济压力以及与家人分离的情感成本又增加了他们闲暇的机会成本。从这个角度来说，流动人口有选择延长劳动时间的内在激励。在这样的情况下，工作对流动人口健康的损耗，无论是长期的、慢性的磨损，还是工作过程中的意外伤害风险，都是较为直接的。可以看到，上述受访者对当前工作的可持续性都有着较为悲观的叙述。一方面，他们认为这并非"长久之计"，是"拿命挣钱"；但另一方面，他们又很难找到其他出路，认为"就得忍着""目前只能这样"。在这样的前提下，流动时间越久，其健康风险可能就会越高。在具体的工作过程中，流动人口受到的直接的健康冲击为健康埋下长期隐患，从而产生流动过程中的健康损耗。

其次，从工作回报来看，我国流动人口缺乏收入的可持续增长机制，或者说，流动人口从工作中所获得的物质回报有限。个体收入的增长主要有两种途径：一是人力资本水平的增长，即劳动者通过教育、培训以及工作经验的积累等方式，提高自身在劳动力市场的价格（Schultz，1961）；二是进行职业流动，即劳动者通过搜寻、竞争等途径，获得人力资本价值更大化的职位，从而提高收入（Jovanovic，1979）。然而我国流动人口，尤其是乡城流动人口而言，普遍存在人力资本水平较低的问题，因此其在流入城市后，大多只能进入低端劳动力市场。由于这些职位对劳动者知识和技能的要求较低，因此劳动者难以通过人力资本和工作经验的积累取得高收入。从职业流动这一途径来看，在结构性和制度性约束的双重作用下，流动人口形成了频繁流动的就业特性。但这是由于低端劳动力市场中存在大量的非正规就业，从业人口面临极强的不稳定性，因此流动人口不得不频繁进行职业流动。在这种情况下，职业流动并非是一种为了获取晋升的主动流动，而是一种被迫式的流动，这就难以产生职业流动的收入增长效应。综合来看，在考虑到我国广大流动人口所处劳动力市场的特征后，人力资本积累和职业流动在收入增长中发挥作用的途径可能并不成立。这一点在访谈中得到验证。受访者 L2 已在当前这家保安公司工作了八年，她与公司所签订的是一份没有涨薪机制、没有加班费用的"包干制工资"合同。

我来这儿的时候都三十几岁了，没什么能做的工作。工厂我不愿意去，要上夜班的，做服务员人家嫌我年纪大，后来看到这边物业招人，就干了保安。刚工作的时候工资就是四千多元，八年了也没涨过，只要每天按时上下班，干多干少都是这么多钱。这个工资以前还行，但现在不太够的，我每个月有自己的开销，还得给女儿打生活费，我是月光族。

然而当问及是否考虑换份收入更高的工作时，她说道：

要是我现在不干了，换个工作，又换什么呢？三十多岁都不好找工作，现在更难了。如果一时半会找不到下一份工作，我又没什么存款，几个月时间没有收入，我是不敢冒这个险的。我只能多干点副业，我做了个水果代理，还有快递扫码，加起来一个月能添几百元的收入。能挣一点是一点，哪怕就是个饭钱。

受访者 L10 面临同样的境遇。虽然提成在快递行业的薪资构成中占据较大比重，但仍然存在事实上的收入上限。

我刚从老家来银川时是在一家塑钢厂，当时厂里工资还是比较高的，比在老家挣得多，在银川本地也不差。但是厂子里就是环境很差，噪音特别大，后来因为环境整顿，厂子就不开了。厂子关了以后我就急着找工作，那会儿听说快递挣得多，而且又没啥门槛，就干了快递。但干快递其实就是挣个辛苦钱，客户维护得好、揽件多，就挣得多，但顶天了也就是"双十一"那会儿，能挣个一万多元，平时就是几千元，计件提成也没怎么涨过，所以你想想看，我现在收入跟刚开始干的那几年也没差多少。而且有时候被客户投诉，一被罚款几百元就没了。反正这不是个能长久干的活，年纪大了干不下去的，要么转岗，要么不干了。我现在就打算转到管理岗，管理岗每个月挣"死"工资，但好处就是没那么累。

受访者 L8 则经历了典型的频繁流转就业。她在十几年的流动过程中，先后从事过八份工作，而大部分工作又属于典型的非正规就业，她并没有在这样的职业流转中实现向上发展。

刚来的时候找不到干的活，家里就托熟人先找了一份打印店的工作。后来又陆续在花店、服装店、家具城打过工，中间有两年还自己开过店。像这种打零工的都没有正式合同，老板有时候克扣工资或者想少发点，你都没有办法。所以最后辛辛苦苦也挣不到多少钱。每次想着换一份工作会不会变好，但最后都没有想象的那么好。后来进了保险公司，才踏踏实实干了好几年，主要是觉得跟以前比，这像个正正经经的单位了。

这种收入增长机制的受阻，在女性流动人口中愈发明显。

第一，女性流动人口在劳动力市场中的就业选择更加有限。对于流动人口来说，在人力资本和社会资本储备都较低的情况下，体力优势是他们在城镇劳动力市场中的主要竞争优势。在需要这种体力优势的行业中，正如许多访谈者所提到的，通过"努力、勤奋"，以及"比别人干的多一点"，就够获得一定的收入增长空间。然而相较男性来说，女性在体力方面处于劣势，因此她们较少进入这类行业。这进一步收紧了女性流动人口的就业选择。

第二，由于性别身份，女性流动人口在劳动力市场中更可能具有一种隐性弱势，相较男性而言，她们在劳动力市场的议价能力更低。比如，受访者 L8 在谈到她离开第一份工作时的原因说道：

在打印店的时候，我也捎带着帮老板做一些房产中介的业务。卖房子应该是有提成的，但我没劳动合同，老板可能又看我是个女的好说话，就一直不说提成的事。我干了两三年，工资还是那么低。

第三，女性的就业选择还同时受到母职身份的影响，这会让她们在就业选择时更倾向于收入稳定、时间规律的行业。但在她们所能选择的"稳定""规律"的行业中,收入增长的受限更为明显。正如受访者 L2 所说,尽管保安这份工作并没有晋升和涨薪的通道,但这份工作相当稳定,而职业的稳定性在 L2 离异并独自抚养女儿后,对她愈发重要。因此对于 L2 来说,尽管并不喜欢保安这份工作,但她仍然打算继续做下去。受访者 L8 也提到,当时在服装店干得还不错,代理商又开了新的店让她过去当店长,但是每天下班太晚,管不了孩子,所以又找了别的工作。总的来说,女性流动人口在相对竞争优势缺失、议价能力较低,以及母职身份的共同影响下,更可能在就业市场中处于劣势地位。

基于健康的社会决定因素理论,收入对个体健康的影响是重要且直接的。收入水平决定了个体进行健康投资的能力,并直接影响个体的生活质量、健康行为、医疗消费等。对于流动人口来说,收入增长乏力会通过以下三条机制损耗健康。

其一,从收入到健康的转换,其中一个重要的环节就是消费,也即健康投资。然而在流动人口收入增长受限的同时,伴随其流动过程的还有日益膨胀的物价。与此同时,随着家庭生命周期的演变,子女长大成年,父母年迈老去,流动人口的生活开支也明显增加。这共同构成了流动人口与日俱增的经济压力。受访者 L4 和 L10 在谈及家庭收支时分别说道:

2016 年因为小孩要上学,我们家就买了房。后来为了方便跑生意,又买了车。房贷、装修贷、车贷加起来,现在每个月有八千多元要还。我老婆在商场工作,收入一般,也就够买买小孩的东西,家里的开销基本都是靠我挣。生了老二后,奶粉、尿不湿这些都花钱。我上面有四个姐姐,我是家里唯一的男丁,我们那里观念就是儿子养老。父母现在年纪大了,就过来跟我们住,生活开销也基本是我负责,他们每年也就只有一千元的农保的退休金。我的经济压力还是很大的,用钱首先考虑家里,尽量先满足家里人,给自己花得很少。(受访者 L4)

家里没有老人过来帮忙照顾孩子,生了老二以后媳妇就不工作了。我挣的这些过日子也是紧巴巴的,有时候岳父岳母还贴补一点。老二生下来后进了新生儿科,花了三万多元,好多费用报不下来,本来想补充商业保险,但现在没这个打算了,每个月工资都不够花,一分钱恨不得掰成几半用。聚会社交什么的,想都不敢想了。(受访者 L10)

其二,对于流动人口来说,在从收入到健康的转换中,消费环节之所以受到阻滞,还有一个重要的原因就是流动人口不具有稳定的就业和收入来源。正如在之前访谈中所反映的，一方面，流动人口面临较大的被动就业流转的可能，在流转的过程中失业风险较高；另一方面，流动人口并没有稳定的收入来源，除个人努力因素之外，收入受到行业环境以及市场环境变动的影响更加强烈。在就业及收入来源具有极强不稳定性的情况下，流动人口的消费行为会愈加保守和谨慎。

装修行业不稳定，挣多挣少要看行情，不一定一直有活，活多的时候能挣一两万元，而淡季每个月也就两三千元，所以就得一直努力找活。现在虽然看起来收入还可以，但不能保证一直有活，所以我们其实没有固定的收入、固定的保障。一般来说，如果家里没有什么刚需，像买房买车这种，钱就都存起来。要说我对现在的生活最不满意的是什么，那就是这个了。（受访者 L4）

我们这种开店的又不像人家领工资的，每个月好赖都有那么多钱。我们每个月挣多少说不好，我刚租这个店面的时候，附近居民小区人多，还挺热闹的，人来来往往总能进来几个。结果现在医院、学校都规划到北边了，年轻人都在那边买房子，这边人就少了。以前生意是好做，花钱也能放开手脚，但现在挣点钱也不敢乱花了。（受访者 L12）

结合第一条与第二条机制来看，一方面，在收入涨幅有限而生活成本日渐增加的情况下，随着流动时间增加，流动人口面临越发明显的经济压力，用于个人可支配的收入更加有限；另一方面，在就业与收入的不稳定作用下，流动人口会具有更强的预防性储蓄动机，而预防性储蓄的需求会挤占当期的消费需求。可以预见，这会进一步抑制流动人口的健康投资以及就医行为。与此同时，从心理过程来看，压力本身也会对健康产生慢性影响，而稳定性的缺乏又会影响流动人口对未来的信心和预期，从而使流动人口更可能产生悲观情绪和不安全感。

其三，正如前文所述，大量流动人口的具体工作表现为高强度的体力劳动且无闲暇时间，这会对流动人口的健康产生直接冲击。同时这也意味着，流动人口收入的获取在很大程度上本就是以健康为代价，且收入的提高往往需要付出更大的健康代价，也即更多体力与时间的投入。因此，流动人口难以形成从收入到积极健康结局的转换。

总体来看，鉴于我国流动人口所处劳动力市场的特征，人力资本积累和职业流动难以在收入增长中发挥作用，流动人口的收入缺乏可持续增长机制。在收入增长乏力的前提下，伴随着流动而日益增长的生活成本，以及长期以来就业和收入的不稳定，流动人口的消费行为进一步受到抑制。此外，流动人口在通过高强度劳动挣取收入的同时，又付出了健康代价。可以说，流动人口既没有在流动过程中获得收入的长足增长，又面临收入向积极健康结局转换机制的阻滞，流动人口获取和维持健康资本的能力受损，由此产生了健康损耗的隐患。

最后，流动人口从工作中所获得的非物质性回报也较低。伴随着社会结构与社会生活的巨大变迁，人们对非物质领域的追求在不断扩大，非物质性回报所产生的效应也愈发得到重视。工作是人们获取非物质性回报的重要来源。通过工作，人们既获得收入，又获得成就、认可与自我实现等精神体验。因此，工作对于劳动者来说具有物质性和非物质性的双重回报。笔者通过访谈分析发现，流动人口的工作具有社会声望偏低、工作自主性较弱、自我实现感缺乏等特征，因此他们不仅在工作中获得的物质回报有限，非物质回报水平也较低。

这些年其实受了很多委屈，有时候晚上回去偷偷哭，白天还得打起精神上班。有一次，一位业主的女儿新买了车没录入系统，车开出来时要收停车费，可她完全不讲道理，上来就骂人，骂得很难听，还冲我吐口水，但我必须按照规定办事啊。后来她就直接上来掐我脖子，最后我报了警。（受访者 L2）

之后，因公司内部调动，L2 换了岗位，离开了当前这个小区。她说没想到她离开之后，小区的业主集体发声，要求物业把她调回来，她感动得哭了，觉得平时忙点累点都值了。可见，被尊重、肯定，以及获得友善的对待，成为 L2 从事这份工作以来非常重要的记忆。

受访者 L8 在谈及曾经在保险公司工作时的经历说道：

我在保险公司的时候，上门做业务经常被客户骂。要么是客户觉得保险是骗人的，我们就是骗子，要么就是之前的业务员工作没做好，客户把气撒在我头上。我那时每次按客户家门铃前都得鼓足勇气，因为不知道门开后等着你的是什么话。被骂还得忍着，心里真是委屈，但又得忍气吞声。

可以看到，流动人口较低的物质性回报与职业性质以及职业层次有关，而工作过程中的非物质性回报与个体的情感与自尊紧密相关，并可能通过心理机制，成为影响个体健康的重要因素。

然而，流动人口的就业层次不同，因此流动人口在劳动力市场中的劣势会因就业层次而异。正如劳动力市场分割理论所述：市场并非同质的，对于不同就业层次的流动人口来说，其所面临的具体工作过程、工作的物质回报以及非物质性回报也是不同的。比如，流动人口就业质量劣势在受访者 L7 和 L9 的叙述中并不明显。受访者 L7 来自河南农村，研究生毕业后的十多年里，他一直在上海从事律师工作，目前已成为一家律师事务所的合伙人。

我刚进律师事务所时是助理，挣得不多，每个月吃饭都不够，我父母都是农民，也没什么能贴补我的。那时候我经常去同事家蹭饭。虽然那时候挺穷的，但我一直很有信心。开始自己接案子以后就好多了，只要业务能力强，客户就会认可，就愿意回头再找我或者给我介绍案子。现在的收入还可以，去年升为了合伙人，我把父母也接过来了。我是从农村出来的，自己打拼到现在，过得也还说得过去了。我觉得我入对了行。

受访者 L9 于 2002 年从内蒙古巴彦淖尔来到银川从事教师工作，其职业身份在流动中并没有发生变化。

我们来银川纯粹是为孩子的教育。刚来时我已经三十多岁了，当时还在老家单位申请了停薪留职，本来担心工作不好找，但找得还挺顺利。从小地方到一个大城市，刚开始工作时心理压力还是很大的，跟校长提了好几次辞职，校长却劝我再坚持一下。由于学校环境比较好，同事之间的关系简单，家长信任我，校长也给了我很多帮助，所以我慢慢适应下来，压力也就小了。过了两年，工作也上手了，我就再没想过辞职。我有一些老乡也在银川，我觉得跟他们比起来我算是在这扎了根的，有一份稳定且受人尊重的工作，工资每年还在涨，教书育人很有成就感。总的来说，我对未来没有太大的担忧，对现在的生活也很满意。

对于受访者 L7 和 L9 来说，他们所从事的行业是"吃技术饭的"，在流入地的劳动力市场中，外地人的身份并没有限制他们的就业选择。而这样一份技术含量较高的工作，既具有人力资本回报增长较快的特征，又相当稳定。无论是律师还是教师，都有着明确的职业晋升路径、健全的工作保障，以及稳定的收入增长前景。更重要的是，通过从事这些工作，他们在异地他乡实现了自我价值，获得了尊重与一定的社会地位，并且无论是在经济意义还是社会意义上，都较为成功地融入了本地生活。在这样一种良性循环中，随着流动时间的增长，流动过程中的压力逐渐消解而非日渐积累。

总体而言，职业是现代社会阶层分化的基础，塑造了劳动者的工作行为特征，影响着不同劳动者群体的生活机会和物质资源的分配，并在很大程度上决定了从业者所享有的声誉和地位。受到自身因素、制度因素以及社会经济因素的共同影响，流动人口在城镇地区的劳动力市场中通常处于一种劣势地位，从事偏体力或者社会阶层较低职业的可能性更大（宋健，2010）。此类职业主要通过两种途径与流动人口的健康发生关联。其一，工作强度和工作环境会对身体健康产生直接影响。高负荷的工作会破坏人体生理过程，进而损害个人身心健康。大量研究也证实，超时劳动会对个体健康构成威胁，其可能的路径在于对睡眠与闲暇时间的剥夺，以及带来压力和焦虑等负面情绪（王琼和叶静怡，2016）。从工作环境来说，工作环境安全性的缺乏，比如烟雾、粉尘、噪音，以及工伤事故等，会导致各类职业产生健康问题。其二，对于劳动者来说，不同职业地位的工作的物质回报和非物质回报存在差异。职业地位较低的流动人口群体，不仅收入水平更低，收入的可增长空间更小，职业为其所带来的社会声望、工作自主性，以及自我实现感也更弱。这削弱了流动人口提高生活质量、获取和维持健康资本的能力，并对其自尊和情感产生破坏，进而有可能导致健康问题。可以说，职业通过一系列具体的工作状况机制，决定着劳动者所面临的健康风险，并影响着其化解健康风险的资源，因此流动人口的就业质量劣势会转变为健康劣势。

　　与此同时，流动人口的就业质量在很大程度上是结构性制约的结果。在这样一种受限的结构中，流动人口职业晋升和流转的渠道非常受限，由于其所从事的工作对人力资本和工作经验的要求较低，因此，他们在劳动力市场中的竞争优势会随着时间而缩小，他们将面临极大的失业和收入减退的风险。概而言之，流动人口在劳动力市场的劣势处境随着流动时间的增加很难得到改善，甚至会从劣势滑向更劣势，因此这种劣势处境对于流动人口健康的不利影响，也会随着流动时间的增加而造成人口流动过程中的健康损耗。

三、流动人口作为流动者的可及资源劣势

（一）社会网络资源的缺乏

　　在乡土社会背景下，以血缘、亲缘和地缘为纽带的社会网络资源对于个体的生存发展而言具有不可替代的作用。面对城乡二元分割以及户籍制

度所带来的壁垒，流动人口对社会网络资源的依赖被进一步强化。具体来说，社会网络中以血缘、亲缘为核心的资源来自家庭成员，以地缘关系为核心的资源则来自在一定的地理范围内共同生活、活动而产生的人际关系。在流动人口群体中，前者通常以家庭化流动的不同形式来体现，后者则包含两种形式：一种是因为共同居住在流入地同一社区或者小区而结成的地缘关系，另一种是同乡关系。

社会网络资源是个体所能获得社会支持的决定性要素，这其中既包括行动性的客观支持，比如生活照料、物质帮助、信息传递等，也包括知觉性的主观支持，如情感慰藉（Rose，2000）。一方面，通过社会支持路径，数量多或质量高的社会网络资源会对个体健康产生促进效应，在个体应对压力事件的过程中起到缓冲作用。另一方面，因缺乏社会网络而产生的孤独感本就是一种健康风险。当然，由于社会支持具有普遍的增益作用，社会网络对于健康的影响也可能独立于个体能够获取的支持。

然而，对于流动人口来说，不论以何种形式进行流动，都会对其社会网络资源产生破坏。第一，人口流动会导致家庭关系在一定程度上疏离（侯东栋和王晓慧，2018）。即使完整的家庭化流动已在最大程度上使家庭关系免于疏离，但从更广义的亲属圈定义来看，仍然存在宗族关系的疏离。第二，就地缘关系来说，于流出地建立的社会网络会因地理空间的改变而与流动人口相脱离，也即与同乡的联系越来越少，这导致流动人口所能获得的社会支持骤然下降。第三，由于流动人口缺少社会交往与活动，因此在居住和工作的环境中都更可能处于隔离状态（孙秀林和顾艳霞，2017），在以流入地作为地理联结建立本地社会资本的过程中，会面临较多困难。总而言之，在社会网络资源匮乏的处境之下，流动人口的健康状况可能会因缺少社会支持而受到直接或间接的损害。下述访谈资料正反映了流动人口社会网络资源缺乏的现状及其对流入地社会生活和个体健康的影响。

受访者 L11 作为家中先行流动的成员，现在银川经营着一家保健品专卖店。她本打算在店铺运营进入正轨、有了相对稳定的盈利后，再让丈夫和女儿从老家过来。在她最初的设想中，实现这一目标并不需要很长时间。然而，店铺自开业以来就陷入了运营的困境，她不仅没有赚取到预期收入，还甚至陷入了亏损。流动以来的这四年，她始终是一个人生活。

来银川是想把生意做大，一开始还租了个挺大的门面房，光租金一年就五六万元。本来想着勤奋、吃苦、下功夫，就能把事业做好，但我想得太乐观了。以前在内蒙古，客户都是熟人介绍的，生意其实还可以，来了这儿全得靠自己找客户，但我一个外地人，在这谁也不认识，也没人给介绍生意，开发一个客户很难。现在就搞得进退两难了，回去吧，店面还在这儿，投了那么多钱还没回本，待下来吧，又还是想一家人团团圆圆的，一个人在这也挺辛苦的。一个人在这儿，连个亲戚朋友都没有，生病了都没人陪着上医院。去年有一次，我低烧几天也不好，我丈夫开车从内蒙古过来带我去检查，来回就是几个小时，油钱都得两百多元。所以我一般都自己扛，怕家里担心，怕折腾他们。

社会网络的资源效应在个体生命周期的不同阶段存在一定差异。对于已退出劳动力市场且社会融入能力相对较差的老年流动人口来说，他们对血缘和地缘关系的依赖更强，因此社会网络资源匮乏对其造成的不利影响也会更加突出。2012年，受访者L13及其老伴从老家来到儿子工作的城市银川。在他们的认知中，儿子承担主要的养老责任，因此要"跟着儿子走"。然而在来银川的第三年，儿子突然决定辞职并远赴上海创业。尽管"儿子养老"的观念根深蒂固，但高昂的流动成本还是阻碍了老两口再流动的步伐。至此，L13及其老伴陷入了一种"流动"与"留守"相叠加的生活状态：他们既缺失了子女的照料，又孤身处于举目无亲的陌生环境。

（儿子）不跟我们商量就走了，把我们撂（抛下）在这里，本来是投奔他来的。老家的房子卖了，也回不去了。在银川我们一个人也不认识，儿子女儿孙子都不在跟前，遇上事情也没人说。我们年纪大了，现在相互还能照顾照顾，问题是以后咋办呢？就说现在住的那个房子吧，五楼，没有电梯，我们上去下来一趟都费劲。而且现在出个门办个事，干啥都得用手机，手机上的好多东西我们也弄不来，以后没个子女在身边可咋办？我姑娘在乌鲁木齐，说让我们去她那待一段时间，我们就每年去待一阵，但是待在姑娘家到底不行，我们也不想这样折腾。哎，走一步看一步吧，反正儿子是指望不上了，待在姑娘家也不是个办法。

从上述访谈案例中可以看出，流动人口的社会网络资源在流动过程中受到影响。一方面，受制于家庭经济能力，部分流动人口家庭难以一次性实现举家迁移，从而导致家庭成员分离，降低了来自家庭成员的社会支持水平。另一方面，流动人口在乡土社会中构筑起的地缘关系也在流动过程中瓦解，而在城市这样一个人际关系较为疏离的环境中，他们又很难在短时间内再建或融入当地的熟人网络。与此同时，正如受访者 L11 所述，因"没人介绍生意"，其流动的经济目标落空，这又会进一步阻碍家庭团聚目标的实现。而家庭成员的不在场，也可能会抑制流动人口的融入意愿和社交动力（田艳平，2014）。可以说，不同类型社会网络资源之间的相互作用，也在一定程度上加剧了流动人口社会网络资源总体上的匮乏。总而言之，人口流动的过程，也是一个血缘和地缘关系不断被剥离的过程。这对流动人口的健康状况产生冲击，其主要的作用机制如下：第一，家庭成员作为生活的介入者会对流动者健康产生直接的影响。缺少家庭成员的陪伴与支持，会使流动人口无法得到充分的生活照料，难以满足情感层面的需求，从而产生苦闷焦虑等消极情绪，并增加其在流入地所面临的困难。正如有研究发现，在实现家庭化流动后，流动人口的本地医疗服务利用率会得到显著提升（宋笑蕾 等，2017）。这与上述访谈案例的发现也相吻合，流动人口确实会因"怕折腾""没人陪"而降低就医意愿，而不及时的就医恰是不良健康结局的原因之一。第二，以地缘为纽带的社会网络，影响着流动人口在本地社会生活和经济生活的融入程度。由于缺乏深度的社会参与和广泛的人际交往，流动人口难以获取更多信息、物质以及情感等资源，难易构筑更大的社会支持网络，进而降低了其就业质量、限制了其收入水平的提升、加剧了其流动过程中的孤独感和隔阂感，从而对其身心健康产生不利影响。

（二）社会保障的缺乏

社会保险是我国社会保障制度的核心组成部分，包括养老保险、医疗保险等政府主导的保险制度。由于社会保险也是我国基本公共服务的主要领域之一，因此从可及资源这个角度来说，个体的社会保障程度所反映的也是其所享有的基本公共服务资源的水平。在不同的社会保险参与程度及保障水平下，往往会产生相异的健康结局。大量研究发现，参保能够通过降低就医经济负担、提高健康投资能力、改善生活方式等途径，提高个体卫生服务的可及性和利用率（程令国和张晔，2012），降低参保者的死亡风险（黄枫和吴纯杰，2009），并促进其身心健康（吴玉锋 等，2021；Cheng et al，2018）。

然而，尽管流动人口和城市居民生活在相同的现代社会中，但其所享有的社会保障水平却存在明显差距。总的来说，我国流动人口，尤其是进城务工人员的参保率很低，尽管近些年来增长幅度较快，但其总体社会保障水平依旧远低于城镇就业人员（杨菊华，2011）。产生这一现象的原因与我国户籍制度及其派生制度相关。我国户籍制度在诞生之初，是一项政府职能部门对所辖人口基本状况进行登记的行政管理制度。在户籍制度下，居民被明确区分为农业户口和非农业户口、本地户口和外地户口。但在户籍制度的发展过程中，其登记功能逐渐弱化，与此同时，一些社会福利和权益对于户籍制度的附着性在加强。从户籍属性来说，相较城市人口而言，农村人口处在各种福利制度安排的末梢（彭希哲，2013）。从户籍属地来说，相较本地人口而言，外来人口被排斥在各种福利制度安排之外。在乡城流动人口大量涌现的情况下，这种"城乡差分"和"内外有别"的福利制度安排愈加暴露出其弊端，并突出体现在社会保障方面。正因如此，作为外来者，流动人口，尤其是乡城流动人口，虽然为城市的建设和发展付出了辛劳、做出了巨大贡献，但其在流入地却难以享有本地居民所拥有的包括医疗、失业、教育、养老等方面的社会福利，且社会保障水平较低。如果说社会保障是个体规避风险的重要途径，那么流动人口社会保障的缺乏，则使其面临养老和疾病等方面的后顾之忧。在访谈中，笔者重点询问了流动人口社会保障中的养老和医疗保障情况，发现流动人口普遍面临社会保障的缺乏以及社会保障水平较低的问题。以受访者L2、L8和L11为例。

在深圳时，商场给我们缴五险一金。但到了现在这个保安公司以后社保就断了，每个月除了工资，并没有五险一金。后来我想自己缴，但好像也缴不成。医疗保险就是老家的新农保，农保缴费不多，但是能报销的也不多，而且也不好报销。人家跟我说水滴筹有个什么百万医疗保险，我就参保了，每个月五十多元钱，缴了好多年了。（受访者L2）

我来银川以后好长时间都找不着工作，反正就是今天在这儿打工，明天在那儿打工，老板不给缴社保，自己收入又比较拮据，如果每个月缴费，对家庭来说还是很大一笔支出的。所以来银川以后社保就停了。停社保，一直是我心里的一个事儿。（受访者L8）

以前在国企，社保是单位给缴。后来下岗了，我就跟老公一起做生意，那时候生意特别好，钱挣得多，也就根本没在意缴社保。这几年生意不好做了，手上也没啥钱，才觉得有个保障真好。社保断了很多年，好像也不好补缴，而且补缴的话我们两口子得缴四五十万元，不是个小数字呢。所以也没想要补了，就指望生意还能好起来。但是我们缴了医疗保险。（受访者L11）

从上述访谈案例中可以看出，我国流动人口社会保障水平较低。除了个别受访者，大多数人的养老保险都处于断缴或从未缴纳的状态。同时，大部分流动人口来自农村，他们的医疗保险通常是在户籍地缴纳的"新农合"。"新农合"与"城职保"相比，尽管缴费较低，但报销比例也较低。在社保缺失的情况下，部分流动人口既无意识也无经济条件进行商业保险的补充，致使流动人口医疗保障水平低下。

造成这一现象的深层原因有以下几个方面。第一，虽然法律条文规定，劳动者参与社会保险不受户籍身份的制约，而是以正式的就业关系为准绳，但政策从出台到落地的过程中，仍受到许多中间环节的制约，这使有关流动人口社会保障的相关政策并未得到很好的执行。这主要与流动人口的就业性质有关。与用人单位签订劳动合同或建立稳定劳动关系是流动人口的参保资格，但鉴于流动人口，尤其是进城务工人员通常并没有进入正式就业市场，在没有签订任何正式劳动合同的情况下就被雇佣的现象十分常见，因此将流动人口纳入本地的城保体系仍然存在操作性障碍。第二，在观念和经济能力的双重制约下，流动人口的主观参保意愿较低。究其原因，一方面，流动人口的收入水平相对较低，而一些保险的准入门槛较高，因此尽管流动人口符合自主参保的条件，但也受限于经济条件而无法缴纳保费；另一方面，非正式的雇佣关系由于具有灵活性，本身也为一部分流动人口所青睐，这种就业形式容易产生参保的盲点。

从访谈资料来看，社会保障的缺乏对流动人口的健康意识、医疗行为甚至健康结局，均会产生强烈的影响。

一点保障都没有，时时刻刻都有种强烈的不安全感。那个时候是绝对不会想要主动去医院做检查的，这里的医疗费用高，我很怕生病，也根本生不起病。虽然我也买了一点商业保险，但即使这样还是不敢轻易去医院。商业保险里面有免除条款，同样的病看过一次后下次就不报销或者要降低报销比例了。（受访者 L8）

我从来没体检过，也基本上不去医院，只要自己觉得身体还可以，就尽量不去。去一趟医院又是好大一笔钱，前几年在这边的医院看眼睛，最后农保才报了30%左右，剩下都是自己出的。（受访者 L3）

去年有一阵莫名其妙发烧，血压很低，就去医院检查，看指标也没啥问题，大夫说可能是累的，让多休息。光检查就花了一千多元。在这边看个病花钱得很。（受访者 L11）

而当社会保障水平有所提升时，流动人口也会相应地调整其健康意识和就医行为。相较于大部分社会保障持续缺失或社会保障水平较低的受访者，受访者 L8 的社会保障水平随着流动时间的增加而发生了一些变化。

　　老家那边有个机会能补缴社保，当时我正好卖了老家一套营业房，就把社保给补齐了，心里的大石头落了地，也感觉松了口气。现在有什么不舒服，我也敢去医院检查和治疗了。我现在基本上每年都体检，去年腰椎间盘突出挺严重的，去医院治疗了好几个疗程，医保报销了 80% 左右，加上商业保险，最后住院甚至没花钱。

　　从上述访谈案例中可以看出，在体制与市场仍然不完善的情况下，流动人口社会保障水平的提升，与流动人口就业质量和收入水平的提升有极强的关系。然而结合之前的分析来看，受制于自身能力与制度性约束，流动人口面临职业流转较难、收入增长乏力的现实情况，因此在长期的流动过程中，流动人口的社会保障水平往往也很难得到提升。从医疗保险对流动人口健康的影响来看，流动人口常常因缺乏保障而延误就医，或不能进行充分治疗。这种情况会随着流动时间增加，而为流动人口埋下长期的健康隐患。养老保险虽然并未直接关系到流动人口的就医行为，但会对其健康投资行为产生显著影响。从访谈来看，养老保险的缺失或保障水平较低会使流动人口缺少经济安全感，进而加强储蓄意愿，消费更加谨慎，而这会间接造成就医不及时的问题。此外，流动人口因保障缺失，主动就医的概率较低，因此对于自身健康状况缺乏了解，也因此难以通过预防保健服务的使用而获得及时诊断和尽早治疗。

　　从更为宏观的视角来看，上述流动人口在社会保障参与水平和参与质量等方面所面临的问题，反映出我国流动人口的健康损耗还可能与相关公共政策体系对这部分群体的纳入度和重视度不足有关。健康政策的狭义层面通常是医疗卫生政策，但同时，健康政策又拓宽了医疗卫生政策的内涵，由于健康是受到多重社会因素影响的一种状态，因此从广义来说，任何影响公民健康的政策都可称之为健康政策，比如住房政策、环境政策、劳动政策等。自 20 世纪 80 年代起，与流动人口健康相关的公共政策主要在于对流动人口传染性疾病的防治和计划生育管理，政策手段主要是控制人口流动和加强流动人口的登记管理。直到 2006 年《国务院关于解决农民工问题的若干意见》的发布，才进一步增强了社会对流动人口健康问题的关注，强调了对农民工综合权益的保障。2010 年以来，"基本公共服务均等化"概念的提出，指明了这一时期促进流动人口健康的工作重点。总体来说，尽管与流动人口健康相关的公共政策在有限的发展和演化周期内，取得了从管理到服务、从局部到综合、从被动到主动的积极转变，但针对我国流动人口较为复杂、严峻而又长期的健康问题，以及造成这一系列健康问题的制度因素和非制度因素，政策体系层面仍然有相当大的缺口，并主要表现为政策跟进速度滞后、政策资源不足、政策执行乏力等问题。以农民工的职业伤害这一典型健康问题为例。相较农民工职业伤害这一问题的出现时间，国家针对流动人口劳动保护的社会立法成型较晚。由于1995年的《中华人民共和国劳动合同法》对工人定义模糊不清，因此该法没有保护作为劳动者的流动人口。直到2002年《中华人民共和国职业病防治法》通过，农民工才正式被纳入劳动力大军。2003年《工伤保险条例》颁布，明确将工伤保险覆盖面扩大到农民工，并规定了受工伤职工的权利和工伤赔偿数额。可以看到，经过了相当一段时间，有关农民工工伤权益保护的法律法规制度才逐渐完善。当笔者问及受访者L2是否听说过"国家基本公共卫生服务项目"、是否建立过健康档案、是否接受过相关健康教育时，她表示并未听说过这些，并认为"政策什么的从来都跟我们没有关系"。可见，政策在从设计落实到操作层面的过程中，仍然存在诸多阻滞。

综上，流动人口健康损耗的作用机制如图5-1所示。在制度、社会经济等诸多结构性因素，以及流动人口自身因素的共同作用下，流动人口具有社会心理、就业质量以及可及资源三方面的劣势。从劣势处境到健康损耗的具体传导路径来看：其一，社会心理劣势表现为流动人口对孤独感和相对剥夺感的觉知，这会使流动人口情绪内化，冲击其心理健康。其二，就业质量劣势表现为流动人口强度较高和环境较差的工作过程特征、物质性回报及其增长空间的不足，以及较低的非物质性回报，这增加了流动人口遭遇物理伤害的风险，强化了流动过程中的压力感知，抑制了健康投入的动力和能力，并造成情感伤害。其三，可及资源劣势表现为流动人口社会网络资源的匮乏以及基本公共服务资源的获取不足。这导致流动人口所能获得的来自家人、朋友以及制度环境的支持有限，同时抑制了流动人口对本地医疗服务和资源的利用。而流动人口的劣势处境又难以随着流动时间的增加而改善，因此在以上环境、行为、心理路径的综合作用下，流动人口健康损耗发生，也即流动人口流动的时间越久，其健康状况越差。

总的来说，质性研究通过对流动人口所遭遇的劣势处境，以及这种劣势处境是如何具体作用于其健康状况进行分析，增强了对流动人口健康损耗发生过程的了解，更加明确了流动过程对于流动人口而言的意义建构。然而，要实现从基于个体案例的经验归纳到基于群体层面的证据论证，加强结论的可推广性，还需要定量研究的介入。

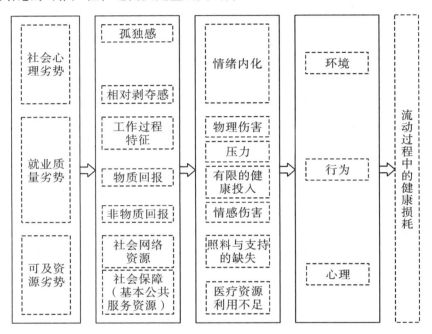

图 5-1　流动人口健康损耗的作用机制示意图

第二节　定量研究

一、研究假设

从质性研究来看，流动人口的健康损耗体现出健康不平等加剧的特征。在健康经济学视野下，健康是一种资本存量，为了取得健康这种产出就要进行相应的投入。由于个体的健康资本投入能力不尽相同，因此会出现不同社会经济地位群体之间的健康不平等现象。相较社会优势群体而言，社会弱势群体会面对更多健康风险（Mackenbach et al., 2008）。这种社会经济地位与健康结局之间系统性的关联也被称为健康的社会经济地位梯度（SES gradient in health），这意味着对于不同社会经济地位的群体来说，结构性位置决定了其初始健康优势或劣势。而随着时间推移，与结构性位置相关的初始优势或劣势又会在整个生命历程中不断累积，导致健康不平等的加剧。对于处于不利的结构性位置的弱势群体来说，资源及机遇的劣势会增加其所面临的健康风险，使其初始劣势不断放大，进而处于更弱势的境地。其在健康领域的具体表现则是，健康资本随时间推移往往难以维持或增长，而是以更快的速度发生损耗。

基于此，贯穿于流动人口健康损耗机制的逻辑可归结为两条：一是起点逻辑，二是过程逻辑。从起点逻辑来看，我国流动人口的健康损耗与其所处的社会经济劣势地位有关。这种劣势地位表现为流动人口偏低的人力资本、工资收入，以及职业地位。造成这种劣势地位的原因一方面和流动人口自身因素有关（我国流动人口，尤其是农村流动人口，大多受教育水平不高，且权利意识淡薄），另一方面也与制度和社会因素相关。户籍分割效应下流动人口遭受了种种差别待遇（杨超和张征宇，2022），并面临歧视性和排斥性的社会环境（宋健，2010）。但与此同时，流动人口也是一个具有内部差异性的群体。这种差异性体现在家庭背景、学历、职业、收入等一系列先赋性和自致性因素上，这意味着流动人口群体的社会经济资源获取能力具有高下之分。从访谈资料来看，不同学历、就业层次、收入水平的流动人口，在流动过程中所遭遇的劣势处境存在一定差异。对于社会经济状况整体更好的部分案例来说，比如身为外企员工的受访者 L6、从事教师工作的受访者 L9，以及目前为律师事务所合伙人的受访者 L7，在丰富的人力资本和社会资本的加持下，他们的社会融入能力较强、就业层次更高，实现家庭化流动以及拥有更高水平社会保障的可能性更大。这就减少了生成诸多劣势的可能，抑制了流动过程中健康损耗的发生。而从事快递、外卖、装潢、销售等行业的受访者更可能遭遇社会心理、就业质量，以及可及资源的劣势处境，且劣势处境对其健康的冲击程度更大。因此，如果流动人口的健康损耗确实与其所处的结构性位置有关，那么处于不同社会经济地位的流动人口，其健康损耗的程度将存在差异，或者说，流动人口的健康损耗将主要体现在社会经济地位较低的群体中。基于此，本节提出研究假设 2.1：流动人口的健康损耗存在社会经济地位梯度。流动时间对健康的负面影响在社会经济地位较低的流动人口群体中更加突出，而随着社会经济地位的提高，流动时间对健康的负面影响会弱化。

从过程逻辑来看，随着流动时间推移，劣势的位置会导致风险的累积，使劣势进一步增加，进而导致流动人口健康状况愈加恶化。质性研究表明，流动人口能力、资源以及机会的相对匮乏，弱化了其风险应对能力，因此流动过程中所遭遇的问题和挑战更可能演变为无从解决的困难。与此同时，流动人口所面临的困难，或者说风险暴露之间还存在相互触发的机制，伴随着流动时间的延续，这一风险链条也在不断延伸。以受访者L2为例，由于常年流动，L2与配偶情感破裂导致离婚，离婚后除了女儿的抚养权，她并未得到其他任何物质补偿，而单独抚育女儿进一步加重了她的经济负担。在这样的经济负担之下，一方面，她的个体消费被制约，生活质量发生下降；另一方面，出于对收入稳定性的考虑，她的职业流动进一步受到限制，因此她只能与当前这份并不喜欢的工作继续"绑定"。在近十年的流动历程中，L2先后经历了远离家乡、婚姻破裂、家庭资源减少、生活负担加重、劳动力市场边缘化等一系列风险。这些风险增加的同时，还伴生了一些其他劣势处境下的风险，比如在她流动过程中始终存在的孤独感以及社会保障的不足等。在这样一个风险累积、劣势放大过程中，导向健康损耗这一结局的环境、行为以及心理路径相应也在增加。质性结果也在一定程度上呼应了生命历程研究中的累积劣势理论，且无论是风险暴露的加和效应还是触发效应，通过访谈资料来看，风险暴露都可以具象为流动人口所遭遇的困难。因此，为验证风险累积是否是流动人口健康损耗的过程逻辑，本节提出研究假设 2.2：随着流动时间增加，流动人口所累积的困难更多，进而导致流动人口健康状况越差。

二、变量和方法

（一）变量

定量分析的数据和主要变量基于第四章，在此不做赘述。本节重点关注了社会经济地位和累积困难两个变量。就社会经济地位而言，本章采用了两种方法进行测量以论证结果的稳健性。笔者采用受访者的受教育程度、家庭月收入以及是否拥有自有住房三个变量来测量其社会经济地位。其中，受教育程度设置为连续型变量，"未上过学""小学""初中""高中/中专""大学专科""大学本科""研究生"，分别转换为 0 年、6 年、9年、12 年、15 年、16 年以及 19 年。家庭月收入对数是一个连续型变量。

相较个人月收入状况，家庭人均月收入可能对经济状况有更好的反映。笔者对月收入进行了取对数处理，同时还纳入是否拥有自有住房来反映流动人口的经济状况，拥有自有住房赋值为1，否则为0。在应用此方法时，本章采用主成分分析法，提取三个变量的公因子，进行标准化处理后得到一个取值范围为0~100的连续型变量，得分越高意味着社会经济地位越高。为便于研究，参考相关文献后（安桂清和杨洋，2018），笔者以平均值为界限，以一个标准差为间隔，将社会经济地位由低到高进一步划分为四类：低水平、平均水平以下、平均水平以上、高水平。第二种划分方式则参照李春玲（2005）的研究成果，依据流动人口的职业声望将其社会经济地位分为三个等级，即上层（国家机关党群组织、企事业单位负责人、专业技术人员和公务员）、中层（个体、商贩、制造业生产人员等）和下层（建筑、清洁和无固定职业人员等）。使用职业声望衡量社会经济地位是目前较为广泛采用的方法。但由于CMDS没有工作史数据，按照此类方法进行分类会损耗部分当前没有工作的样本。

累计困难则通过问卷中"目前在本地，您家有生意不好做/找到稳定工作/买不起房/子女上学问题/收入太低/生活不习惯/其他的困难吗?"这七个问题来测量。其中，"有困难"赋值为"1"，"没有"赋值为"0"，通过累加得到一个取值为0~7的变量，本章将其作为连续型变量处理。

（二）方法

根据研究假设，第一，流动人口的健康损耗与其所处的社会经济劣势地位有关。因此本章将流动人口划分为不同社会经济地位类别，通过分组回归考察流动人口健康损耗在不同社会经济地位样本中的异质性，若假设成立，则应发现流动时间对健康的这种负面影响会在不同社会地位流动人口中呈现出一定梯度，在较高社会经济地位的流动人口中，流动时间对健康的影响应相对较弱。第二，社会经济地位劣势使流动人口处于一种结构性约束中，随着流动时间增加，这种劣势不断累积，并会具体化为他们面临困难的增多。因此，笔者将流动人口在本地面临困难的数量作为中介变量，并分别使用因果逐步回归法和KHB方法来验证和计算中介效应的大小。

三、实证分析结果

在进行实证分析之前，笔者首先通过表5-3展示了不同划分方式下，处于各社会经济地位的流动人口分布情况及其流动时间。在根据受教育水平、收入、房产而生成的综合指标划分方式下，流动人口的社会经济地位分为四类。其中，处于低水平、平均水平以下、平均水平以上、高水平的样本占比分别为 12.07%、42.38%、29.27% 以及 16.28%，其平均流动时间分别为 7.08 年、5.64 年、6.09 年及 6.69 年。在以职业声望为依据的划分方式下，流动人口的社会经济地位可分为三类，其中，处于下、中、上层的样本占比分别为 13.80%，72.56% 以及 13.64%，其平均流动时间分别为 5.41 年、6.17 年及 5.97 年。可以看出，样本分布情况在两种划分方式下基本接近，处于中层或平均水平上下的样本占比最多，达到 70% 以上，社会经济地位最低的样本占比约 12%~13%，处于最高社会经济地位的样本占比为 15% 左右。不同社会经济地位流动人口的平均流动时间差别不大，均为 5~7 年。因此，尽管两种划分方式下的样本规模有一定区别，但其所呈现出的结构分布具有一定相似性。

表 5-3　不同社会经济地位流动人口的占比及其流动时间

划分方式	社会经济地位	样本数量（个）	样本占比（%）	平均流动时间（年）
按综合指标划分	低水平	19 935	12.07	7.08
	平均水平以下	70 004	42.38	5.64
	平均水平以上	48 344	29.27	6.09
	高水平	26 894	16.28	6.69
按职业声望划分	下层	18 812	13.80	5.41
	中层	101 640	72.56	6.17
	上层	15 867	13.64	5.97

（一）不同社会经济地位流动人口的健康损耗

分别回归结果如表 5-4 所示。在以自评健康为因变量的模型中，流动时间在低水平、平均水平以下、平均水平以上以及高水平社会经济地位样本中的回归系数分别为 0.030、0.037、0.029 及 0.016，可以看到，回归系数随着流动人口社会经济地位的提高而逐渐下降。与此同时，在高水平社会经济地位的样本中，流动时间的影响系数不再显著。在以慢性疾病为测量指标的模型中，结论类似。考虑到 logit 模型系数可比较的问题，笔者还对模型结果计算了平均偏效应（average partial effects，APE）系数。由于 APE 系数在不同模型中所呈现出的特征与基本回归系数一致，在此不予汇报。表5-5呈现了以职业声望为划分依据的社会经济地位分组回归结果，在以自评健康和慢性疾病为因变量的模型中，流动人口健康损耗的上述梯度模式依然存在，在"上层"组别中，流动时间对于健康结局的影响依然不显著。研究假设2.1基本得到验证。

从这种较为明显的具有差异性的结果中，可以基本推断出，处于较低的社会经济地位，是我国流动人口健康耗损发生的关键。可以说，流动人口的健康损耗与其所处的结构性位置有很大的关系。在处于这种不利的位置时，才更有可能表现出随流动时间的劣势积累，进而当其作用于健康时，呈现出明显的健康损耗。而流动过程中不利因素的弱化或有利因素的保护作用，能更快体现在较高社会经济地位的流动人口群体中。

表5-4 不同社会经济地位下流动时间
对于流动人口健康的影响（按综合指标划分）

	高水平		低水平	平均水平以下	平均水平以上
自评健康	流动时间	0.030*** (0.004)	0.037*** (0.005)	0.029*** (0.006)	0.016 (0.013)
	控制变量	控制	控制	控制	控制
	伪 R^2	0.188	0.198	0.239	0.257
慢性疾病	流动时间	0.029*** (0.003)	0.035*** (0.003)	0.025*** (0.004)	0.008 (0.006)
	控制变量	控制	控制	控制	控制
	伪 R^2	0.156	0.195	0.232	0.271
观测值		19 935	70 004	48 344	26 894

注：*** 表示在0.1%的水平上显著；表中汇报回归系数，括号内为标准误。

表5-5 不同社会经济地位下流动时间
对于流动人口健康的影响（按职业声望划分）

		下层	中层	上层
自评健康	流动时间	0.034*** (0.009)	0.028*** (0.004)	0.001 (0.022)
	控制变量	控制	控制	控制
	伪 R^2	0.172	0.159	0.230

表5-1(续)

		下层	中层	上层
慢性疾病	流动时间	0.033 *** (0.003)	0.031 *** (0.006)	0.011 (0.002)
	控制变量	控制	控制	控制
	伪 R^2	0.149	0.159	0.226
	观测值	18 812	101 640	15 867

注: *** 表示在 0.1% 的水平上显著；表中汇报回归系数，括号内为标准误。

（二）累积困难的中介效应分析

接下来分析累积困难在流动时间与不良健康结局之间的中介作用。表5-6 呈现了逐步回归的分析结果。第 1 列模型以累积困难为因变量，流动时间的回归系数在 0.1% 统计水平上显著为正，表明随着流动时间增加，流动人口所面临的困难也与日俱增。第 2 列和第 3 列模型分别以自评健康和慢性疾病为因变量，在基准模型（表4-2）的基础上，纳入累积困难变量。可以看到，在各个模型中，累积困难对不良健康结局均有显著的正面影响，也即累积困难越多，流动人口不良健康结局的发生概率更大。与此同时，随着累积困难变量的纳入，尽管流动时间的系数仍然在 0.1% 统计水平上显著，但相较基准模型，流动时间的回归系数有所下降。对于自评健康来说，流动时间的回归系数由 0.046 降为 0.026，对于慢性疾病来说，则由 0.036 降为 0.027。

表 5-6　累积困难的中介效应分析结果

	累积困难	自评健康	慢性疾病
流动时间	0.008 *** (0.000)	0.02^6 * ** (0.002)	0.027 *** (0.001)
累积困难		1.212 *** (0.043)	0.456 *** (0.025)
控制变量	控制	控制	控制
R^2/伪 R^2	0.064	0.275	0.217
观测值	165 177	165 177	165 177

注: *** 表示在 0.1% 的水平上显著；表中汇报回归系数，括号内为标准误。

为进一步了解累积困难能够在多大程度上解释流动时间所产生的健康

损耗效应，笔者采用 KHB 方式对累积困难进行了中介效应分解。如表 5-7 所示，累积困难的中介效应在各个模型中均显著，流动时间对自评健康状况和慢性疾病的影响分别有 29.79% 及 12.75% 来自流动过程中的累积困难。研究假设 2.2 得到验证。

表 5-7　累积困难的中介效应分解

	自评健康	慢性疾病
中介效应	29.79%	12.75%
总效应	0.036 *** （0.003）	0.032 *** （0.002）
直接效应	0.025 *** （0.003）	0.028 *** （0.002）
间接效应	0.011 *** （0.000）	0.004 *** （0.000）

注：*** 表示在 0.1% 的水平上显著；表中汇报回归系数，括号内为标准误。

总的来说，定量分析基本验证了流动人口健康损耗形成的起点逻辑与过程逻辑。第一，研究通过比较不同社会经济地位流动人口的健康损耗发现，随着社会经济地位提高，流动人口健康损耗的程度降低直至不再显著，因此，结构性位置是流动人口健康损耗发生的关键所在。第二，研究发现，累积困难在流动时间与不良健康结局之间具有中介效应，因此，流动过程中的劣势累积是流动人口健康损耗发生的具体路径。

第三节　本章小结

本章在证实了流动人口健康会在流动过程中发生损耗这一现象后，继续沿着生命历程的研究脉络，基于累积劣势理论，采用质性研究与定性研究相结合的混合研究方法，探讨了流动人口健康损耗的形成过程。笔者发现，流动人口的健康损耗与其所面临的社会心理、就业质量，以及可及资源三个方面的劣势处境有关。这种劣势处境，通过塑造流动人口工作生活环境的具体特征、影响流动人口的行为模式，以及改变流动人口的心理感受等具体路径，与不良健康结局发生关联，最终随着流动时间的推移，导致一系列不利事件和经历的堆积，从而产生流动过程中的健康损耗。

流动人口的劣势处境的形成与存在于制度、市场以及文化环境中的歧视机制有关。第一，流动人口在流入地面临制度藩篱，尽管流动人口与本地居民生活在同样的城市环境中，但他们并未获得与本地居民同等的资源和机会，在公共产品领域尤其如此。第二，受制于自身受教育水平低下和技能的缺乏、存在于劳动力市场的排斥性，以及公共政策对外来人口的歧视等因素，流动人口的就业选择非常有限，从事非正规经济工作的可能性较大。而此类工作通常具有职业声望低、社会保障差、劳动时间长、不稳定性较高等特点，这在很大程度上阻碍了流动人口的向上流动机会和动力。第三，在制度屏障和文化壁垒的双重隔离下，流动人口在城市社会生活中被边缘化，在社会交往与互动方面出面断裂，与本地人口的距离进一步拉大。而流动人口的这种在结构性因素影响下形成的劣势处境又具有累积特点。一方面，某个维度的劣势会成为另一个维度劣势的诱因，也即存在劣势之间的触发和传导；另一方面，流动人口会将这种劣势逐渐内化，流动时间的增加会拉长劣势处境的暴露时间。

流动人口的劣势处境会通过三条路径对流动人口的健康结局产生不利影响。从环境路径来说，流动人口在工作环境中遭遇物理伤害的可能性更大，并缺乏支持性的家庭和社会环境。流动人口的工作过程具有安全性较低、工作环境较差、稳定性较缺乏等特征，流动人口频频面临工伤事故和职业病危害。与此同时，人口流动增加了流动人口家庭分离的可能。一方面，与家庭成员的分离会减少流动人口本就有限的社会资源，不利于流动人口在流入地的社会经济发展，还会降低流动人口对本地医疗资源的利用率；另一方面，缺乏家庭成员的陪伴使流动人口难以获得心理支持和生活照料，增加了流动本身带给流动人口的压力。从行为路径来说，流动人口对公共卫生服务的利用程度不足，就医的积极性、及时性，以及治疗的充分性较低，对预防性保健服务的使用也较少。从经济因素来说，这是由于相对流动人口的收入水平而言，流入地的医疗服务价格偏高，因此流动人口对医疗服务的支付能力较差。此外，尽管流动人口通过收入的增加提高了健康需求的投资能力，但他们未必会进行健康投资，考虑到迁移流动人口的家庭生活安排，他们可能会将收入用于实现家庭福利最大化而非自我的健康投资。从制度因素来说，这是由于流动人口的医疗保障程度和质量较低，在使用医疗保险的过程中还存在一些程序障碍。同时，这还与流动人口自身较为落后的健康素养和健康认知水平有关。从心理路径来说，流动人口在流动过程中承受巨大的社会焦虑和心理压力。"离土又离乡"的流动人口面临本地社会对外来人口的排斥，造成社会融入的困难。与此同时，不同地域的文化冲击、城乡之间巨大的发展差异，可能使得他们在面对城市居民时有一种天然的心理劣势。和城市居民相比，流动人口在职业发展、财富积累和社会资本上都处于相对劣势，这使得他们难以获得主观社会地位的正面反馈，并可能产生一种相对剥夺感。

相较之前的文献，本章的研究发现将对迁移流动人口健康损耗的理解从个人层面拓展到结构层面。大量针对国际移民健康的西方文献将移民的健康损耗归因为不良健康行为，这与国际间文化结构和行为模式的强烈差异有关。然而文化适应理论及其所强调的健康行为，并不能完全适用于对我国流动人口健康损耗的理解。一方面，较为统一的文化背景下，流动人口健康行为的转变程度比较微弱。另一方面，从访谈中也发现，经济要素反而在一定程度上抑制了流动人口不良健康行为的生成，比如烟酒消费。从研究发现来看，我国流动人口健康损耗的发生是结构性因素建构的结果。在劣势的起点条件下，流动人口在流入地的生活并没有进入一种上升的通道，随着年龄的增加，流动人口就业优势下降、家庭压力增加，这愈发抑制他们生活向上的可能。在访谈中可以感受到流动者在异地他乡的努力和拼搏，然而个人努力的作用在这种结构性的劣势中显得非常单薄。

本章继承了生命历程理论在健康领域的研究范式，将人口流动视为健康轨迹的一个转折，并考察转折发生后状态的持续如何影响健康结局。流动人口健康损耗的形成及发展过程，也是流动人口在流入地的社会经济和制度环境下处境的具体折射。研究通过质性分析深入探索了劣势的累积过程和对健康的作用过程，对结构性因素的关注，有助于将流动人口健康损耗的"源头"拉向"上游"或远端。

从本章的研究结论来看，流动人口的健康损耗形成于整个社会系统之中，是诸多社会经济因素共同作用的结果。抑制流动人口的健康损耗，要将健康干预的端口前移，并贯穿流动人口的全生命周期。从意识层面来说，要继续推进公共服务均等化的落实，强化流动人口的健康思维，倡导健康生活方式，提高流动人口群体对于疾病的预防和控制能力。从环境层面来说，要不断改善流动人口的生活和工作条件，提高流动人口的居住质量，减少居住隔离，提高其就业质量。从更宏观的环境层面来说，要继续完善社会保障制度体系，在扩大流动人口社会保险覆盖的同时，提高流动人口的社会保险参与质量。同时，不断深化户籍制度改革，构建城市接纳和包容的社会环境，引导流动人口融入本地社会，缩小流动人口与本地户籍人口之间的社会距离。

第六章 总结与讨论

本书实证分析了我国流动人口的健康损耗这一现象。具体来说，本书重点讨论了这样几个问题：一是我国流动人口的基本健康状况是怎样的；二是流动人口是否在流动过程中经历了健康损耗，以及这种健康损耗在流动时机和出生队列方面的异质性，个体、家庭、社会资源禀赋对于这种健康损耗的调节作用；三是流动人口的健康损耗是如何发生的。从本书的研究发现来看：

第一，从个体健康的视角出发，流动过程对于流动人口来说具有风险累积的性质。在控制其他相关因素的情况下，流动人口流动时间越长，其自评健康状况较差和患有慢性疾病的可能性更大，这表明流动的持续性对于流动人口健康具有负面影响。在通过一系列稳健性检验，以及对可能存在的内生性问题进行处理后，结论依然成立。总体而言，对于我国流动人口来说，其健康状况确实在流动过程中发生损耗。尽管对于流动人口个体以及家庭整体的经济福祉来说，流动时间可能通过学习效应、示范效应以及融入效应等路径产生积极影响，但对于流动人口健康而言，在地理环境以及社会经济生活等深层次变化所造成的冲击影响下，流动过程更多具有了压力和风险性质，也因此，流动时间会通过损耗效应对流动人口健康产生不利影响。这意味着流动人口在获取其他方面的成就与改善时，可能是以健康为代价的。此外，与收入、就业以及社会融入等指标所不同的是，健康在面临风险冲击时的脆弱性更大，在遭受损伤后的可逆性更小，因此即使当流动时间相对健康而言的促进效应逐渐超越损耗效应时，流动时间也未必能显现出对健康的积极影响。

流动过程相对流动人口健康而言的风险累积性质，与结构性因素作用下流动人口在流入地的劣势处境有关。社会心理、就业质量以及可及资源等方面的劣势处境在很大程度上解释了流动人口健康损耗的形成机制，是理解"流动时间越久，健康状况越差"这一现象的关键。具体来说，流动人口对孤独感和剥夺感具有强烈觉知，同时，其面临较高的工作强度与较差的工作环境，缺乏收入的可持续增长机制以及来自工作的非物质报偿，社会网络资源匮乏，社会保障水平相对不足。上述劣势的形成与社会结构因素的综合作用有关。

一是，流入地的制度屏障使流动人口难以获得与本地居民同等的资源和机会。二是，受个体能力、市场环境以及公共政策的共同制约，流动人口的就业选择非常有限，就业质量也往往较差。三是，在显性的制度壁垒以及隐性的文化壁垒的双重作用下，流动人口处于城市社会生活的边缘，与本地居民存在相当程度的社会距离。上述劣势处境，通过塑造流动人口工作生活环境的具体特征、影响流动人口的行为模式，以及改变流动人口的心理感受等具体路径，与不良健康结局发生关联。从环境路径来说，工作特征决定了流动人口在工作环境中遭遇物理伤害的可能性较大，家庭分离减少了流动人口的社会网络资源。从行为路径来说，在意识、经济与制度的三重约束下，流动人口对本地基本公共卫生服务的利用程度不足，其就医的积极性、及时性，以及治疗的充分性较低。从心理路径来说，流动人口在流动过程中承受巨大的社会焦虑和心理压力。这既源于流动人口在社会排斥制度和态度下所面临的社会融入困难，也源于流动人口在不同地域文化冲击和城乡间巨大发展差异的现实背景下，面对城市居民时所具有的心理劣势。最终，随着流动时间的推移，劣势处境导致一系列不利事件和经历的堆积，从而产生流动过程中的健康损耗。

第二，资源要素在流动人口健康损耗过程中的介入，促成流动人口多元化的健康轨迹，使流动人口健康风险的累积具有了不均等性。研究发现，包括个体、家庭以及社会层面在内的资源禀赋对流动人口健康损耗具有调节作用，这种调节作用会因不同的资源类型、健康指标以及流动人口性别而异。随着流动人口受教育水平的提高，流动人口随流动时间增加而自评健康状况变差的可能性更大。家庭化流动对流动人口自评健康状况变差和慢性疾病的损耗均具有抑制作用，并突出体现在女性流动人口中。以社会参与为表征的社会资本对流动人口慢性疾病的损耗具有保护作用，并主要体现在男性流动人口中。

从个体资源来看，受教育水平对流动人口自评健康损耗的加剧作用可从健康判断倾向、健康认知水平以及压力水平三条路径加以解释。从前两条路径来说，较高的受教育水平通常与更大的心理问题相关，且高学历流动人口因更高的健康素养以及更积极的医疗行为而增强对于自身健康的了解。从相对客观的路径来说，一方面，人力资本与产业结构的不相匹配尤其加剧了高等教育回报率降低的问题，另一方面，更高的受教育水平还会带来更激烈的行业竞争。这就导致受教育程度越高的流动人口，更可能经历和面临较大的心理问题和压力水平。尽管流动人口健康水平存在明显的学历分化，但高学历流动人口在流动过程中的自评健康损耗风险却更高。不同学历层次的流动人口在迁移动机和目标、健康意识和行为、就业类型和收入等方面存在差异，其所面临的健康风险也因此而有所不同。从家庭资源来说，家庭化流动有利于流动人口自评健康损耗和慢性疾病损耗风险的降低。受限于家庭资源和制度约束，流动人口往往需要分阶段完成家庭化迁移，因此会经历一段时间的家庭分离。对于流动人口来说，家庭成员能够为其提供照料与陪伴，继而使其获得生活照料以及情感慰藉和支持，弱化其在异地他乡的不适感与孤独感，缓解流动过程中的压力。此外，家庭化流动还会强化流动人口的长期居留意愿，进而有助于流动人口采取积极的社会融合策略，并增强在流入地包括健康投资在内的消费行为。从社会资源来说，社会资本的增加有助于流动人口慢性疾病患病风险的降低。在深入的社会参与中，流动人口更可能获取有效的工具性和情感性支持，增强在流入地社会的归属感，促进身心健康，进而在流动过程中强化防御健康损耗风险的能力。

第三，基于不同的社会人口及流动特征，我国流动人口的健康状况及其流动过程中所经历的健康损耗具有明显差别。首先，基于大部分健康指标的结果表明，女性流动人口的健康状况差于男性流动人口。女性流动人口具有更高的慢性疾病患病率、两周患病率以及更差的自评健康水平，尽管女性流动人口具有相对男性而言更长的预期寿命，但在预期寿命的质量方面却处于相对弱势。不过，基于各指标的健康性别差异近年来有所弱化。其可能的原因在于，女性流动人口多处于家庭随迁者的地位，社会经济资源匮乏，对其他家庭成员的依附性较强，相对男性而言，更可能处于劳动力市场的弱势地位以及公共服务覆盖的盲点。其次，尽管在生理规律的作用下，老年流动人口的健康状况更差，但在流动过程中，年轻队列流动人口所面临的健康损耗风险更高。这既可能与不同队列流动人口在观测期内所处生命阶段及其所对应社会经济生活的参与程度差异有关，又可能与流动人口社会心态的队列变迁有关。相较正在淡出劳动力市场、流动行为主要受家庭因素驱动的老生代流动人口，新生代流动人口面临更多与工作相关的健康伤害。此外，在乡土观念逐渐瓦解而"落脚"城市门槛仍然存在的情况下，新生代流动人口相对老生代流动人口具有更大的心理落差感。最后，流动人口的健康损耗因流动发生在生命历程中的不同时机而异，较晚的流动时机对流动人口健康损耗具有一定保护作用。尽管"早进城"的流动人口可能因具备更强的学习和适应能力而产生良好的经济效应（魏东霞和陆铭，2021），但在更加深入地参与本地社会经济生活后，"早进城"也增强了流动人口在城镇化相关健康风险中的暴露程度。这也是对流动人口健康状况随流动时间增加而逐渐恶化这一现象的间接佐证。当然，这也可能与"年龄中和效应"有关，即随着年龄增长，生物性衰老而非社会经济因素更能预测个人的健康状况，因此流动时年龄越大，其健康状况受到的来自流动过程的影响可能会越小。总的来说，流动人口并非均质的群体，流动人口的健康损耗也因此而呈现出差异化的特征。

本书从理论意义来说：

第一，以流动人口的健康损耗作为研究对象，可以验证和补充迁移流动的相关理论。基于不同学科视角，对迁移流动决策和过程有着不同的解读。比如，在经济学理论中，迁移流动被视为实现经济效益最大化的家庭决策；社会学强调人口迁移现象背后的社会转型与变迁，关注迁移流动过程中的社会生活建构；心理学相关研究强调了迁移流动作为一种风险暴露和压力过程的性质；流行病学则重点考察了人口迁移流动与疾病的传播与阻断，以及迁移流动者作为重点人群的疾病负担等。人口健康反映的是一种受到生理因素、文化因素、心理因素以及社会经济因素等综合影响的状态，因此为迁移流动相关理论在现实中的应用提供了一个很好的切入点，这有助于进一步了解迁移流动行为的复杂性，并提高对迁移流动行为的本质性认识。此外，由于乡城流动是我国人口流动的主要方向，因此人口流动的过程在很大程度上也体现了城镇化的过程，人口流动所带来的影响也反映了城镇化的社会经济效应。城镇化在提供大量就业机会、优质医疗资源的同时，也被贴上了环境污染、人口拥挤、生活方式不良这样的标签。城市居民拥有更长的人均预期寿命，但同时慢性疾病、肥胖、心理健康等问题的风险也居高不下。以流动人口为研究切入点，可以透视出城镇化与个体健康损耗之间的内在关系。

第二，对流动过程健康效应的考察，是对健康社会决定因素理论的丰富。在人口迁移流动与健康的相关研究中，迁移流动通常只是作为研究对象的一种身份状态被划分为不同的类别，从而进行对比式的研究。此类研究虽然可以得出丰富的有关不同迁移流动状态群体健康状况的信息，但对迁移流动行为及过程如何与个体健康发生联系缺乏更充分的认识。健康的社会决定因素理论强调生物学以外的因素，即人们生活的社会环境特征对健康的影响。当个体所处社会环境的特征因迁移流动而发生改变时，迁移流动就成为塑造个体健康结局过程中的重要一环。流动行为所具有的空间、社会、经济以及文化意义，使其本身就成为塑造个体健康结局的重要力量。因此，在与健康相关的研究中，迁移流动这一因素的重要意义需要被进一步强调。本书对流动人口健康损耗的研究也可视为对流动时间健康效应的考察，这拓展了健康的社会决定因素理论，提供了将迁移流动纳入健康社会决定因素理论框架的依据，也意味着对于流动人口群体的健康状况，只有更多地去寻找生理性因素之外的其他社会经济要素，才能在促进全民健康、实现健康公平的过程中，不使流动人口落后。

第三，对流动人口健康损耗及其机制的探索，强化了生命历程理论在健康研究领域的应用。本书继承了生命历程理论在健康领域的研究范式，将人口流动视为健康轨迹的一个转折，并考察转折发生后状态的持续如何影响健康结局。根据生命历程理论，生命事件的发生是一种转变，相邻转变之间的时间跨度则是状态的延续。而轨迹的塑造，不仅取决于构成转变的生命事件本身，还取决于转变发生后状态的延续时间。如果说前者是一种转折效应，那么后者则是一种累积效应。从这个角度来说，本书对流动时间健康效应的考察，就是在反映流动状态延续对健康所产生的累积影响；在此研究的基础上，通过对流动时机和出生队列异质性，以及资源禀赋调节作用的考察，验证了生命历程理论的时间观以及资源补偿理论，表明轨迹在形成的过程中，会受时机、队列以及资源等因素的影响而产生多样性。进一步，本书还探索了流动人口健康损耗的形成及发展过程，以此了解流入地的社会经济和制度环境如何映射于流动人口的健康结局。研究不仅关注了累积劣势理论在健康领域的应用，还通过质性研究深入探索了劣势的累积过程和对健康的作用过程。通过对结构性因素的关注，将流动人口健康损耗的"源头"拉向"上游"或远端，从而有助于从根本的层面上抑制流动人口的健康损耗。

第四，对流动人口健康损耗现象的研究，可以丰富对健康不平等问题的理论解释。健康不平等关注了结构性因素如何作用于社会群体健康水平的分异，通常关注于老年人口、妇女儿童、少数族裔等群体，这些群体在社会系统中往往面临较高的健康风险，社会学将其归因为社会经济地位的系统差异。从流动人口与户籍人口的对比来说，本书验证了流动人口的健康状况确实内嵌于流动过程与生理过程的双重时间维度，且流动过程对流动人口健康总体上具有不利影响。这表明相较户籍人口，流动人口健康状况受到更多一重时间维度的影响。而流动过程维度之所以产生影响，仍然回归到对流动人口结构性弱势地位的理解。相对户籍人口而言，我国流动人口的社会经济地位仍然较低，虽然本书只考察了流动人口样本，但可以预见流动过程中的累积影响可能是造成流动人口与户籍人口健康水平逐渐分化的原因。从流动人口群体内部来看，健康不平等还会表现为群体内部的不平等随着生命历程的推进而加剧。从本书来看，流动人口在流动时间上的差异因此而可能演变为不同流动时间群体的健康分化，那些长期流动的群体面临更高的健康风险，也更可能成为弱势群体中的弱势。

本书从现实意义来说：

第一，对流动人口健康损耗现象的验证，可以提供将流动人口作为健康促进政策重点人群的现实依据。通过实证分析明确流动过程持续性对健康的不利影响，以及流动人口所面临健康风险的特殊性，突破了以往仅停留于现象描述的局限，为现实问题提供了实证证据。从新型城镇化的践行理念来说，流动人口健康权益以及健康状况的保障，是新型城镇化进程对"以人为核心"理念的体现，快速的城镇化进程不应以居民健康的牺牲为前提。同时，通过对流动人口健康损耗异质性和调节性的分析，可以了解到流动人口差异化的健康风险，增强对流动人口主体能动性的认识。这有助于瞄准流动人口中的健康弱势群体，在树立问题意识的同时，把握好问题的重点与关键。第二，对流动人口健康损耗机制的探究，可以更好地了解流动人口健康损耗的形成过程，以采用更有针对性的健康干预手段。尤其在人口流动持续活跃与健康中国战略不断推进的现实背景下，系统而深入地了解流动人口健康损耗的形成过程，把握导致流动人口健康损耗的社会结构因素，有助于为流动人口群体提供更有针对性的健康促进手段，找寻适合流动人口的健康管理办法。这对缓解流动过程中的健康损耗，提升流动人口的健康水平，促进全社会范围内健康公平的实现，具有重要实践意义。

以上研究结论对于促进流动人口健康具有如下启示。

第一，流动人口的健康损耗形成于整个社会系统之中，是诸多社会经济因素共同作用的结果。因此，抑制流动人口的健康损耗，不能仅仅着眼于生理性或近端的行为因素，而需要将健康干预的端口前移，通过优化流动人口的社会生活体验来化解人口流动过程中的健康损耗风险。从制度环境的层面来说，应进一步推进户籍制度改革，有序放宽放开城市落户限制；促进基本公共服务均等化，保障和协调流动人口及其家庭成员在流入地享有和户籍人口相等同的公共服务资源和基本生活权利；通过再教育和技能培训等方式，提高流动人口在劳动力市场的整体竞争力，打通流动人口的行业流转机制，减少流动人口，尤其是农村流动人口进入其他行业的制度障碍和隐性壁垒；尤其需要继续完善社会医疗保障体系，在扩大流动人口医疗保险覆盖的同时，提高流动人口的医疗保险参与质量，进而提高流动人口对本地公共卫生服务的利用程度。从社会环境的层面来说，正如流动人口社会融合示范试点的开展，友好的城市环境对于流动人口健康也将大有裨益。因此，应积极引导本地人口接纳和包容外来流动人口，减少本地人口对流动人口的心理歧视，增进流动人口与本地居民的交流互动，以此破除流动人口的城市生活融入障碍。从意识及行为层面来说，应继续加强对流动人口的健康宣传与教育，强化流动人口的健康意识和思维，倡导健康生活方式，以提高流动人口群体对疾病的预防和控制能力。

第二，要抑制流动人口的健康损耗，还需要强化流动人口自身的资源禀赋，以提高其应对健康风险的弹性。对流动人口的健康干预，也有必要从个体拓展到家庭甚至社区和社会层面。首先，不同学历层次的流动人口在流动过程中所面临的健康风险类型及健康损耗程度有所不同。从这个角度来说，加强对低学历流动人口的健康干预，应从推进技能培训与继续教育以增强人力资本水平、加强健康知识的普及以提高健康素养和认知等方面着手；而对高学历流动人口来说，城市在吸引高层次人才的同时，应着力加强人才的福利保障，化解这部分群体的城市生活压力，提升他们对本地生活的参与感和融入感，从而引导他们在城市生活中逐渐沉淀下来。其次，为促进流动人口家庭化迁移的实现，有必要进一步增强城乡均衡发展，从而推动就地就近城镇化；强化中央政府对医疗、教育等基本公共服务的投入，从而实现按常住人口进行公共服务资源配置；最终通过提高流动人口的经济和社会福利，促进流动人口家庭化迁移的实现。最后，为支持和帮助流动人口在现居住地建立和维系其社会资本，应持续优化社区和社会环境，鼓励流动人口积极参与社会活动，强化流动人口的心理归属感。

第三，要解决好流动人口的健康问题，需要考虑不同特征流动人口的健康风险和健康需求，将促进该群体整体健康状况的政策向流动人口中的健康弱势群体倾斜。比如，公共卫生政策应积极响应女性流动人口的健康服务需求，强化对女性流动人口健康问题的关注，特别是生殖健康、围产期健康等具有性别化特征的健康问题。与此同时，进一步强化女性流动人口的资源禀赋，保障女性流动人口在劳动力市场的合法权益，尤其当女性作为家庭中的随迁成员时，更应拓宽其就业安置渠道。再如，年轻队列流动人口因其正处于劳动年龄，健康风险与其工作环境和行业特征的相关性较大，因此健康干预政策应着力保障这部分流动人口的工作权益，优化其工作环境，减少其城市融入困难。对于老生代流动人口来说，则应推进其社会参与，提升其健康素养和健康认知水平，增加其对当地公共服务的了解与利用，尤其需要消除老年流动人口对流入地公共卫生服务的利用障碍，以综合提升老年流动人口所能享有的医疗服务水平。

参考文献

安桂清，杨洋，2018. 不同社会经济地位家庭的家长参与对子女学业成就影响的差异研究 [J]. 教育发展研究，20：17-24.

包蕾萍，2005. 生命历程理论的时间观探析 [J]. 社会学研究，4：120-133.

曾永明，2020. 子女随迁的父代工资效应及其性别异质性研究 [J]. 华东师范大学学报（哲学社会科学版），52（4）：156-169.

陈纯槿，2020. 中国流动人口教育收益率的出生队列异质性研究 [J]. 教育科学研究，10：93-96.

陈廷婷，李剑波，杨洋，2022. 影响成都市乡城流动人口心理健康变化的社会决定因素：基于 Oaxaca-Blinder 分解法 [J]. 四川大学学报（医学版），53（4）：656-662.

程晗蓓，刘于琪，田明，等，2021. "居住不稳定性"对中国大城市流动人口健康的影响研究 [J]. 地理研究，1：185-198.

程令国，张晔，2012. "新农合"：经济绩效还是健康绩效？ [J]. 经济研究，1：120-133.

杜凤莲，高文书，2004. 中国城市流动人口：特征及其检验 [J]. 市场与人口分析，4：16-21.

段成荣，杨舸，张斐，等，2008. 改革开放以来我国流动人口变动的九大趋势 [J]. 人口研究，6：30-43.

何骏，高向东，2022. 长距离迁移对流动人口健康水平的影响——基于流动人口动态监测数据的分析 [J]. 地理科学，12：2109-2118.

和红，智欣，2012. 新生代流动人口社会支持状况的社会人口学特征分析 [J]. 人口研究，5：37-46.

侯东栋，王晓慧，2018. 流动人口的城市融合：从疏离到结缘：基于差序格局理论的分析 [J]. 西北人口，1：51-56.

侯建明，赵丹，2020. 我国流动人口健康自评状况及其影响因素分析 [J]. 人口学刊，4：93-102.

胡安宁，2014. 教育能否让我们更健康？基于 2010 年中国综合社会调查的城乡比较分析 [J]. 中国社会科学，5：116-130.

黄枫，吴纯杰，2009. 中国医疗保险对城镇老年人死亡率的影响 [J]. 南开经济研究，6：126-137.

黄匡时，2018. 健康预期寿命的基础性和前瞻性研究 [J]. 保险理论与实践，3：43-81.

霍灵光，陈媛媛，2018. 方言能力会提高健康水平吗？基于中国的微观数据 [J]. 上海财经大学学报，20（6）：109-122.

纪颖，袁雁飞，栗潮阳，等，2013. 流动人口与农村青年人口健康状况及卫生服务利用的比较分析 [J]. 人口学刊，2：90-96.

焦开山，包智明，2020. 社会变革、生命历程与老年健康 [J]. 社会学研究，1：149-169.

景晓芬，马凤鸣，2012. 生命历程视角下农民工留城与返乡意愿研究：基于重庆和珠三角地区的调查 [J]. 人口与经济，3：57-64.

李刚，王红蕾，2016. 混合方法研究的方法论与实践尝试：共识、争议与反思 [J]. 华东师范大学学报（教育科学版），34（4）：98-105.

李春玲，2007. 城乡移民与社会流动 [J]. 江苏社会科学，2：88-94.

李建民，王婷，孙智帅，2018. 从健康优势到健康劣势：乡城流动人口中的"流行病学悖论"[J]. 人口研究，42（6）：46-59.

李骏，梁海祥，2020. 流动人口的精神健康："健康移民"适用性、世代差异显著性与劳动权益中介性 [J]. 华中科技大学学报（社会科学版），34（6）：49-48.

李培林，田丰，2012. 中国农民工社会融入的代际比较 [J]. 社会，32（5）：1-24.

李强，2011. 中国城市化进程中的"半融入"与"不融入"[J]. 河北学刊，5：106-114.

凌巍，刘建娥，2022. 多维资本水平对农村迁移人口城市定居选择的影响：基于 2017 年全国流动人口动态监测数据的实证研究 [J]. 社会科学家，4：96-103.

刘璐婵，莫华归，2021. 人口流动家庭化对基本医疗保险参与的影响：

基于 2017 年江苏省流动人口动态监测数据的分析 [J]. 人口与社会，3：47-58.

刘婉旭，孙莹，2021. 生命历程理论模型在早期成长逆境与精神病理症状关联研究中的应用 [J]. 中国学校卫生，42（6）：956-960.

卢楠，王毅杰，2018. 户籍、房产与生活质量：基于城—城流动人口与本地城市居民的比较 [J]. 人口与经济，3：37-46.

陆益龙，2008. 户口还起作用吗：户籍制度与社会分层和流动 [J]. 中国社会科学，1：149-162，207-208.

罗俊峰，童玉芬，2015. 流动人口就业者工资性别差异及影响因素研究：基于 2012 年流动人口动态监测数据的经验分析 [J]. 经济经纬，32（1）：131-136.

罗竖元，2013. 流动经历与新生代农民工的健康水平：基于湖南省的实证调查 [J]. 中国青年研究，8：16-19.

栾文敬，韩福源，2015. 社会性别视角下城市老年人的社会参与 [J]. 老龄科学研究，6：21-30.

孟凡强，向晓梅，2019. 职业隔离、工资歧视与农民工群体分化 [J]. 华南师范大学学报（社会科学版），3：102-111.

孟颖颖，韩俊强，2019. 医疗保险制度对流动人口卫生服务利用的影响 [J]. 中国人口科学，5：110-128.

米松华，李宝值，朱奇彪，2016. 农民工社会资本对其健康状况的影响研究：兼论维度差异与城乡差异 [J]. 农业经济问题，9：42-53.

牛建林，郑真真，张玲华，等，2011. 城市外来务工人员的工作和居住环境及其健康效应：以深圳为例 [J]. 人口研究，3：64-75.

牛建林，2013. 人口流动对中国城乡居民健康差异的影响 [J]. 中国社会科学，2：46-63.

牛喜霞，2007. 社会资本在农民工流动中的负面作用探析 [J]. 求实，8：51-54.

彭大松，2018. 社区特征如何影响流动人口的健康？基于分层线性模型的分析 [J]. 人口与发展，24（6）：50-62.

彭希哲，2013. 剥离式改革：大城市户籍制度改革新方向 [J]. 探索与争鸣，11：24-26.

戚聿东，刘翠花，2021. 数字经济背景下流动人口工时健康差异问题

研究 [J]. 中国人口科学, 1: 50-63.

齐亚强, 2014. 自评一般健康的信度和效度分析 [J]. 社会, 6: 196-215.

秦立建, 陈波, 蒋中一, 2014. 外出打工经历对农村居民健康的影响 [J]. 中国软科学, 5: 58-65.

任远, 陶力, 2012. 本地化的社会资本与促进流动人口的社会融合 [J]. 人口研究, 5: 47-57.

尚越, 丁士军, 石智雷, 2019. 是健康选择还是迁移影响? 不同迁移类型农村劳动力健康差异分析 [J]. 南方人口, 3: 13-24.

石智雷, 吴志明, 2018. 早年不幸对健康不平等的长远影响: 生命历程与双重累积劣势 [J]. 社会学研究, 3: 166-246.

石智雷, 杨宇泽, 2020. 高学历的人更容易抑郁吗? 教育对成年人抑郁情绪的影响 [J]. 北京师范大学学报 (社会科学版), 2: 148-160.

宋健, 2010. 中国流动人口的就业特征及其影响因素: 与留守人口的比较研究 [J]. 人口研究, 6: 32-42.

宋靓珺, 杨玲, 2020. 老年人口健康寿命的演变轨迹及其影响因素: 一项基于CLHLS的实证研究 [J]. 人口与经济, 3: 57-74.

宋笑蕾, 邹冠炀, 石景容, 等, 2017. 从家庭化流动视角研究广东省流动人口卫生服务利用的影响因素 [J]. 现代预防医学, 44 (8): 1454-1459+1469.

孙奎立, 王国友, 曾敏睿, 2018. 农民工留城意愿的影响因素及代际差异研究 [J]. 人口与社会, 5: 52-61.

孙秀林, 顾艳霞, 2017. 中国大都市外来人口的居住隔离分析: 以上海为例 [J]. 东南大学学报 (哲学社会科学版), 19 (4): 120-129.

唐永红, 陈庆鹏, 2021. 社会非正式制度、个体资源禀赋与机会型创业: 吸引台胞赴大陆从事机会型创业研究 [J]. 台湾研究集刊, 4: 53-66.

田艳平, 2014. 家庭化与非家庭化农民工的城市融入比较研究 [J]. 农业经济问题, 12: 53-62.

王春超, 尹靖华, 2022. 公共卫生健康教育与流动人口传染病就医行为研究 [J]. 经济学 (季刊), 2: 569-590.

王桂新, 苏晓鑫, 文鸣, 2011. 城市外来人口居住条件对其健康影响之考察: 以上海市为例 [J]. 人口研究, 2: 60-72.

王培刚，陈心广，2015. 社会资本、社会融合与健康获得：以城市流动人口为例 [J]. 华中科技大学学报（社会科学版），3：81-88.

王琼，叶静怡，2016. 进城务工人员健康状况、收入与超时劳动 [J]. 中国农村经济，2：2-22.

王婷，李建民，2019. 跨文化流动与健康：基于 CLDS 数据的实证研究 [J]. 人口学刊，1：45-57.

魏东霞，陆铭，2021. 早进城的回报：农村移民的城市经历和就业表现 [J]. 经济研究，12：168-186.

吴玉锋，虎经博，聂建亮，2021. 城乡居民基本养老保险对农村老年人健康绩效的影响机制研究 [J]. 社会保障研究，6：10-22.

武留信，强东昌，师绿江，2010. 人体健康测量与指标体系 [J]. 中华健康管理学杂志，6：326-329.

徐广路，沈惠璋，李峰，2016. 不同代际农民外出务工对其幸福感影响的比较研究 [J]. 西南大学学报（社会科学版），2：113-121.

许传新，2007. 新生代农民工城市生活中的社会心态 [J]. 思想政治工作研究，10：57-59.

薛新东，刘国恩，2012. 社会资本决定健康状况吗？来自中国健康与养老追踪调查的证据 [J]. 财贸经济，8：113-121.

薛新东，2015. 社会资本与国民健康政策 [J]. 财政研究，11：46-51.

杨超，张征宇，2022. 流动人口与本地人口就业质量差异研究：现状、来源与成因 [J]. 财经研究，4：19-33.

杨菊华，2011. 城乡差分与内外之别：流动人口社会保障研究 [J]. 人口研究，5：8-25.

杨菊华，2015. 中国流动人口的社会融入研究 [J]. 中国社会科学，2：61-79.

杨宜勇，王伶鑫，2021. 流动人口教育回报率变动趋势研究 [J]. 中国人口科学，2：26-39.

姚强，陈阿敏，2022. 医疗保险参保地对老年流动人口健康状况的影响路径研究：基于 2015 年全国流动人口动态监测调查数据 [J]. 中国卫生政策研究，15（1）：57-63.

易龙飞，亓迪，2014. 流动人口健康移民现象再检验：基于2006—

2011 年 CHNS 数据的分析 [J]. 西北人口, 6: 36-42.

于大川, 赵小仕, 2016. 人力资本能否促进农村劳动力的非农就业参与: 基于 CHNS 面板数据的实证分析 [J]. 农业经济, 7: 61-63.

郁姣娇, 瞿小敏, 张海东, 2020. 不同类型移民群体心理健康的影响因素 [J]. 青年研究, 1: 85-93.

张丽琼, 朱宇, 林李月, 2017. 家庭化流动对流动人口就业率和就业稳定性的影响及其性别差异: 基于 2013 年全国流动人口动态监测数据的分析 [J]. 南方人口, 2: 1-12.

张庆五, 1986. 对我国流动人口的初步探析 [J]. 人口与经济, 3: 3.

张晓菲, 张国俊, 周春山, 2020. 珠三角流动人口的代际就业结构分异及影响因素: 基于六城市的调查分析 [J]. 热带地理, 40 (5): 821-831.

张震, 虞慧婷, 王春芳, 2015. 2000—2010 年上海户籍与非户籍人口预期寿命差异研究 [J]. 中国人口科学, 6: 23-34.

郑真真, 连鹏灵, 2006. 劳动力流动与流动人口健康问题 [J]. 中国劳动经济学, 1: 82-92.

周钦, 刘国恩, 2016. 医保受益性的户籍差异: 基于本地户籍人口和流动人口的研究 [J]. 南开经济研究, 1: 77-94.

周小刚, 陆铭, 2016. 移民的健康: 中国的成就还是遗憾? [J]. 经济学报, 3 (3): 79-98.

朱玲, 2009. 农村迁移工人的劳动时间和职业健康 [J]. 中国社会科学, 1: 134-149.

踪家峰, 周亮, 2015. 大城市支付了更高的工资吗? [J]. 经济学 (季刊), 14 (4): 1467-1496.

ABRAÍDO-LANZA AF, CHAO MT, FLÓREZ KR, 2005. Do healthy behaviors decline with greater acculturation? Implications for the Latino mortality paradox [J]. Social science & medicine, 61 (6): 1243-1255.

ACEVEDO-GARCIA D, BATES L M, OSYPUK T L, et al., 2010. The effect of immigrant generation and duration on self-rated health among US adults 2003-2007 [J]. Social science & medicine, 71 (6): 1161-1172.

AGUILA E, ESCARCE J, LENG M, et al., 2013. Health status and behavioral risk factors in older adult Mexicans and Mexican immigrants to the United States [J]. Journal of aging and health, 25 (1): 136-158.

ALFONSO H, BEER C, YEAP B B, et al., 2012. Perception of worsening health predicts mortality in older men: The health in men study (HIMS) [J]. Archives of gerontology and geriatrics, 55 (2): 363-368.

ANTECOL H, KUHN P, TREJO S J, 2006. Assimilation via prices or quantities? Sources of immigrant earnings growth in Australia, Canada, and the United States [J]. Journal of human resources, 41 (4): 821-840.

ASELTINE R H, GORE J S, GORDON J, 2000. Life stress, anger and anxiety, and delinquency: An empirical test of general strain theory [J]. Journal of Health and social behavior, 41 (3): 256-275.

ATELLA V, DEB P, KOPINSKA J, 2019. Heterogeneity in long term health outcomes of migrants within Italy [J]. Journal of health economics, 63: 19-33.

ATTARD S M, HERRING A H, MAYER-DAVIS E J, et al., 2012. Multi-level examination of diabetes in modernising China: what elements of urbanisation are most associated with diabetes? [J]. Diabetologia, 55 (12): 3182-3192.

BACONG A, SOHN H, 2021. Disentangling contributions of demographic, family, and socioeconomic factors on associations of immigration status and health in the United States [J]. Journal of epidemiology and community health, 75: 587-592.

BAE S, GRAHAM J E, NAM S, et al., 2022. Association between divorce and access to healthcare services among married immigrants: propensity score approaches [J]. Archives of public health, 80 (1): 81.

BAILIS D S, SEGALL A, CHIPPERFIELD J G, 2003. Two Views of Self-Rated General Health Status [J]. Social science & medicine, 56 (2): 203-217.

BARON-EPEL O, KAPLAN G, 2001. Self-reported health status of immigrants from the former Soviet Union in Israel [J]. Israel medical association journal, 3 (12): 940-946.

BENGOA M, RICK C, 2020. Chinese Hukou Policy and Rural-to-Urban Migrants' Health: Evidence from Matching Methods [J]. Eastern economic journal, 46 (2): 224-259.

BENYOUSSEF A, WESSEN AF, 1974. Utilization of health services in developing countries-Tunisia [J]. Social science & medicine, 8 (5): 287-304.

BERRY J W, 1997. Immigration, acculturation, and adaptation [J]. Applied Psychology: An international review, 46 (1): 5-34.

BERRY J W, KIM U, MINDE T, et al., 1987. Comparative Studies of Acculturative Stress [J]. International migration review, 21 (3): 491-511.

BIDDLE N, KENNEDY S, MCDONALD J T, 2007. Health Assimilation Patterns Amongst Australian Immigrants [J]. The Economic Record, The economic society of Australia, 83 (206): 16-30.

BLACK D A, SANDERS S G, TAYLOR E J, et al., 2015. The Impact of the Great Migration on Mortality of African Americans: Evidence from the Deep South [J]. American economic review, 105 (2): 477-503.

BLUE L, FENELON A, 2011. Explaining low mortality among US immigrants relative to native-born Americans: the role of smoking [J]. International journal of epidemiology, 40 (3): 786-793.

BOEN C E, HUMMER R A, 2019. Longer-but Harder-Lives?: The hispanic health paradox and the social determinants of racial, ethnic, and immigrant -native health disparities from midlife through late life [J]. Journal of health and social behavior, 60: 434-452.

BOYLE P, NORMAN P, REES P, 2002. Does migration exaggerate the relationship between deprivation and limiting long-term illness? A Scottish analysis [J]. Social science & medicine, 55 (1): 21-31.

BRACKE P, VAN DE STRAAT V, MISSINNE S, 2014. Education, mental health, and education-labor market misfit [J]. Journal of health and social behavior, 55 (4): 442-459.

BROCKMANN H, 2021. Why Are Newcomers so Happy? Subjective Well-Being of First-Generation Immigrants in Germany [J]. Frontiers in human dynamics, 3: 1-15.

BRUNNET A E, KRISTENSEN C H, LOBO NDS, et al., 2022. Migration experience and mental health: A qualitative study in France and Brazil [J]. International journal of social psychiatry, 68 (2): 376-383.

BYLER C G, ROBINSON W C, 2018. Differences in patterns of mortality between foreign-born and nativeborn workers due to fatal occupational injury in the USA from 2003 to 2010 [J]. Journal of immigrant and minority health, 20 (1): 26-32.

CHATTOPADHYAY A, 1998. Gender, Migration, and Career Trajectories in Malaysia [J]. Demography, 35 (3): 335-344.

CHEN F, LIU H, VIKRAM K, et al., 2015. For Better or Worse: The Health Implications of Marriage Separation Due to Migration in Rural China [J]. Demography, 52 (4): 1321-1343.

CHENG L G, LIU H, ZHANG Y, et al., 2018. The health implications of social pensions: Evidence from China's new rural pension scheme [J]. Journal of comparative economics, 46 (1): 53-77.

CHEUNG N W, 2013. Rural-to-urban migrant adolescents in Guangzhou, China: psychological health, victimization, and local and trans-local ties [J]. Social science & medicine, 93: 121e9.

CHISWICK B R, LEE Y L, MILLER P W, 2008. Immigrant selection systems and immigrant health[J]. Contemporary economic policy, 26(4): 555-578.

CHISWICK B R, MILLER P W, 2009. Earnings and Occupational Attainment Among Immigrants [J]. Industrial relations, 48 (3): 454-465.

CHOY B, ARUNACHALAM K, GUPTA S M, et al., 2021. Systematic review: Acculturation strategies and their impact on the mental health of migrant populations [J]. Public health in practice, 2: 100069.

CUI X, ROCKETT I R, YANG T, et al., 2012. Work stress, life stress, and smoking among rural-urban migrant workers in China [J]. BMC public health, 14 (12): 979.

CUTLER D M, LLERAS-MUNEY A, 2010. Understanding differences in health behaviors by education [J]. Journal of health economics, 29 (1): 1-28.

DANERMARK B, EKSTRÖM M, 1990. Relocation and health effects on the elderly: A commented research review [J]. Journal of sociology and social welfare, 17 (1): 25-49.

DEL AMO J, JARRÍN I, GARCÍA-FULGUEIRAS A, et al., 2011. Mental health in Ecuadorian migrants from a population-based survey: the importance of social determinants and gender roles [J]. Social psychiatry and psychiatric epidemiology, 46: 1143-1152.

DERYUGINA T, MOLITOR D, 2020. Does When You Die Depend on Where You Live? Evidence from Hurricane Katrina [J]. American economic review, 110 (11): 3602-3633.

DIPRETE T A, EIRICH G M. Cumulative Advantage as a Mechanism for Inequality: A Review of Theoretical and Empirical Developments [J]. Annual review of sociology, 2006, 32: 271-297.

DOLL B, LYON M A, 1998. Risk and resilience: Implications for the delivery of educational and mental health services in schools [J]. School psychology review, 27 (3): 348-363.

DOMÍNGUEZ-MUJICA J, GUERRA-TALAVERA R, PARREÑO-CASTELLANO J M, 2014. Migration at a Time of Global Economic Crisis: The Situation in Spain [J]. International migration, 52 (6): 113-127.

DONG H, LEE J Z, 2014. Kinship matters: Long-term mortality consequences of childhood migration, historical evidence from northeast China1792-1909 [J]. Social science & medicine, 119: 274-283.

EBRAHIM S, KINRA S, BOWEN L, et al., 2010. The Effect of Rural-to-Urban Migration on Obesity and Diabetes in India: A Cross-Sectional Study [J]. PLoS Med, 7 (4): e1000268.

EISET A H, AOUN M P, STOUGAARD M, et al., 2022. The association between long-distance migration and PTSD prevalence in Syrian refugees [J]. BMC psychiatry, 22 (1): 363.

ELDER G H, 1974. Children of the great depression: Social change in life experience [M]. Chicago: The University of Chicago Press.

ELDER G H, 1975. Age differentiation and the Life Course [J]. Annual review of sociology, (1): 165-190.

ERDOGAN-CIFTCI E, VAN DOORSLAER E, BAGO U, 2010. Do self-perceived health changes predict longevity? [J]. Social science & medicine, 71 (11): 1981-1988.

FAN J, WEN M, JIN L, et al., 2013. Disparities in Healthcare Utilization in China: Do Gender and Migration Status Matter? [J]. Journal of family and economic issues, 34 (1): 52-63.

FELLMETH G, FAZEL M, PLUGGE E, 2017. Migration and perinatal mental health in women from low- and middle-income countries: a systematic review and meta-analysis [J]. BJOG, 24 (5): 742-752.

FERRARO K F, SHIPPEE T P, SCHAFER M H, 2009. Cumulative inequality theory for research on aging and the life course [M]. New York: Springer Publishing Co.

FINDLEY S E, 1988. The directionary and age selectivity of the healthmigration relation: Evidence fromsequences of disability and mobility in the United States [J]. International migration review, 22: 4-29.

FOLIAKI S, 1997. Migration and Mental Health: The Tongan Experience [J]. International journal of mental health, 26 (3): 36-54.

FOX M, THAYER Z, WADHWA P D, 2017. Assessment of acculturation in minority health research [J]. Social science & medicine, 176: 123-132.

FU H, VANLANDINGHAM M J, 2012. Mental Health Consequences of International Migration for Vietnamese Americans and the Mediating Effects of Physical Health and Social Networks: Results From a Natural Experiment Approach [J]. Demography, 49 (2): 393-424.

GABARD-DURNAM L J, MCLAUGHLIN K A, 2019. Do sensitive periods exist for exposure to adversity? [J]. Biological Psychiatry, 85 (10): 789-791.

GARCIA M A, ANGEL J L, ANGEL R J, et al., 2015. Acculturation, gender, and active life expectancy in the Mexican-origin Population [J]. Journal of aging and health, 27 (7): 1247-1265.

GIBSON J, STILLMAN S, MCKENZIE D, et al., 2013. Natural experiment evidence on the effect of migration on blood pressure and hypertension [J]. health economics, 22 (6): 655-672.

GILLESPIE S, CARDELI E, SIDERIDIS G, et al., 2020. Residential mobility, mental health, and community violence exposure among Somali refugees and immigrants in North America [J]. health & place, 65: 102419.

GIUNTELLA O, MAZZONNA F, 2015. Do immigrants improve the health of natives? [J]. Journal of Health Economics, 43: 140-153.

GLAESER E L, MARÉ D C, 2001. Cities and Skills [J]. Journal of Labor Economics, 19 (2): 316-342.

GOEL M S, MCCARTHY E P, PHILLIPS R S, et al., 2004. Obesity among US immigrant subgroups by duration of residence [J]. The Journal of the American medical association, 292 (23): 2860-2867.

GONG F, XU J, FUJISHIRO K, et al., 2011. A life course perspective on migration and mental health among Asian immigrants: the role of human agency [J]. Social science & medicine, 73 (11): 1618-1626.

GORDON M M, 1964. Assimilation in American Life: The Role of Race, Religion, and National Origins [M]. Oxford: Oxford University Press on Demand.

GUBERNSKAYA Z, 2015. Age at Migration and Self-Rated Health Trajectories After Age 50: Understanding the Older Immigrant Health Paradox [J]. The journals of gerontology series B: Psychological sciences and social sciences, 70 (2): 279-290.

GUILLOT M, KHLAT M, ELO I, et al., 2018. Understanding age variations in the migrant mortality advantage: An international comparative perspective [J]. PLoS ONE, 13 (6): e0199669.

GUNASEKARA F I, CARTER K, BLAKELY T, 2012. Comparing self-rated health and self-assessed change in health in a longitudinal survey: Which is more valid? [J]. Social science & medicine, 74: 1117-1124.

GUO G, PHILLIPS L, 2006. Key informants' perceptions of health care for elders at the U. S. -Mexico border [J]. Public health nursing, 23 (3): 224-233.

GUSHULAK B D, POTTIE K, ROBERTS J H, et al., 2011. Migration and health in Canada: health in the global village [J]. Canadian medical association journal, 183 (12): 952-958.

HAJ-YOUNES J, STRØMME E M, IGLAND J, 2020. Changes in self-rated health and quality of life among Syrian refugees migrating to Norway: A prospective longitudinal study [J]. International journal for equity in health, 19 (1): 188.

HAMILTON T G, HUMMER R A, 2011. Immigration and the health of U. S. black adults: does country of origin matter? [J]. Social science & medicine, 73 (10): 1551-1560.

HAUKKA J, SUVISAARI J, SARVIMÄKI M, et al., 2017. The Impact of Forced Migration on Mortality. A Cohort Study of 242, 075 Finns from 1939-

2010 [J]. Epidemiology, 28 (4): 587-593.

HAYWARD M D, GORMAN B K, 2004. The long arm of childhood: The influence of early-life social conditions on men's mortality [J]. Demography, 41: 87-107.

HILL T D, ANGEL J L, BALISTRERI K S, et al., 2012. Immigrant status and cognitive functioning in late-life: an examination of gender variations in the healthy immigrant effect [J]. Social science & medicine, 75 (12): 2076-2084.

HOLMES T H, RAHE R H, 1967. The Social Readjustment Rating Scale [J]. Journal of psychosomatic research, 11 (2): 213-218.

HORNER K M, WRIGLEY-FIELD E, LEIDER J P, 2022. A First Look: Disparities in COVID-19 Mortality Among US-Born and Foreign-Born Minnesota Residents [J]. Population research & policy review, 41 (2): 465-478.

HOU B, NAZROO J, BANKS J, et al., 2019. Impacts of migration on health and well-being in later life in China: Evidence from the China Health and Retirement Longitudinal Study (CHARLS) [J]. Health & place, 58: 102073.

HOUSE J S, LEPKOWSKI J M, KINNEY A M, et al., 1994. The social stratification of aging and health [J]. Journal of health and social behavior, 35 (3): 213-234.

HOUT M, 2012. Social and economic returns to college education in the U-nited States [J]. Annual review of sociology, 38: 379-400.

HUMMER R A, 2007. Adult mortality differentials among Hispanic subgroups and non-Hispanic whites [J]. Social science quarterly, 81 (1): 459-476.

ICHOU M, WALLACE M, 2019. The Healthy Immigrant Effect: The role of educational selectivity in the goodhealth of migrants [J]. Demographic research, 40 (4): 61-94.

JOHNSON J E, TAYLOR E J, 2019. The long run health consequences of rural-urban migration [J]. Quantitative economics, 10: 565-606.

JOVANOVIC B, 1979. Job Matching and the Theory of Turnover [J]. Journal of political economy, 87 (5): 972-990.

JUAREZ S P, ROSTILA M, 2009. Effects of non-health-targeted policies on migrant health [J]. European journal of public health, 29 (4): ckz185. 679.

JYLHÄ M, 2009. What is Self-Rated Health and Why does it Predict Mortality? Towards a Unified Conceptual Model [J]. Social science & medicine, 69 (3): 307-316.

KANG X, DU M, WANG S, et al., 2022. Exploring the Effect of Health on Migrants' Social Integration in China [J]. International journal of environmental research and public health, 19 (8): 4729.

KASIRYE, O C, WALSH J A, ROMANO P S, et al., 2004. Acculturation and its association with health-risk behaviors in a rural Latina population [J]. Ethnicity & disease, 15 (4); 733-739.

KIM J, EMILY D, 2007. Socioeconomic status and age trajectories of health [J]. Social science & medicine, 5 (12): 2489-2502.

KOOCHEK A, MIRMIRAN P, AZIZI T, et al., 2018. Is migration to Sweden associated with increased prevalence of risk factors for cardiovascular disease? [J]. European journal of cardiovascular prevention and rehabilitation, 15 (1): 78-82.

KROBISCH V, GEBERT P, GÜL K, et al., 2021. Women bear a burden: gender differences in health of older migrants from Turkey [J]. European journal of ageing, 18: 467-478.

KUH D, BEN-SHLOMO Y, LYNCH J, et al., 2003. Life course epidemiology [J]. Journal of epidemiology and community health, 57 (10): 778-783.

KYUNGHWA K, 2018. Age and Gender Variations in Healthy Immigrant Effect: A Population Study of Immigrant Well-Being in Canada [J]. Journal of international migration and integration, 19 (2): 413-437.

LANARI D, BUSSINI O, MINELLI L, 2018. The Effects of Immigrant Status and Age at Migration on Changes in Older Europeans' Health [J]. International migration review, 52 (4): 1218-1249.

LANDALE N S, OROPESA R S, 2001. Migration, Social Support and Perinatal Health: An Origin-Destination Analysis of Puerto Rican Women [J]. Journal of health and social behavior, 42 (2): 166-183.

LARSON J S, 1991. The measurement of health: concepts and indicators [M]. New York: Greenwood Press.

LAZARUS R S, 1966. Psychological stress and the coping process [M].

New York: McGraw-Hill.

LEAVITT J, LOUKAITOU-SIDERIS A, 1995. A decent home and a suitable environment: dilemmas of public housing residents in Los Angeles [J]. Journal of architectural and planning research, 12 (3): 221-239.

LEE E S, 1966. A Theory of Migration [J]. Demography, 3 (1): 47-57.

LEOPOLD L, LEOPOLD T, 2018. Education and Health across Lives and Cohorts: A Study of Cumulative (Dis) advantage and Its Rising Importance in Germany [J]. Journal of health and social behavior, 59 (1): 94-112.

LEWIS W A, 1954. Economic Development with Unlimited Supplies of Labour [J]. The Manchester school of economic and social, 22: 139-191.

LI J, LIU Z, 2018. Housing stress and mental health of migrant populations in urban China [J]. Cities, 81: 172-179.

LIANG Z, 2016. China's great migration and the prospects of a more integrated society [J]. Annual review of sociology, 42 (1): 451-471.

LIN Y, ZHANG Q, CHEN W, et al., 2016. Association between Social Integration and Health among Internal Migrants in ZhongShan, China [J]. PLoS ONE, 11 (2): e0148397.

LINDEBOOM M, VAN DOORSLAER E, 2004. Cut-Point Shift and Index Shift in Self-Reported Health [J]. Journal of health economics, 23 (6): 1083-1099.

LINDERT J, EHRENSTEIN O S, PRIEBE S, et al., 2009. Depression and anxiety in labor migrants and refugees: a systematic review and meta-analysis [J]. Social science & medicine, 69 (2): 246-57.

LIU L, 2021. Does Family Migration Affect Access to Public Health Insurance? Medical Insurance Participation in the Context of Chinese Family Migration Flows [J]. Frontiers in public health, 9: 724185.

LOI S, HALE J M, 2019. Migrant health convergence and the role of material deprivation [J]. Demographic research, 40 (32): 933-962.

LU Y, 2010. Rural-urban Migration and Health: Evidence from Longitudinal Data in Indonesia [J]. Social science & medicine, 70 (3): 412-419.

LU Y, DENIER N, WANG J S, et al., 2017. Unhealthy assimilation or persistent health advantage? A longitudinal analysis of immigrant health in the United States [J]. Social science & medicine, 195: 105-114.

LU Y, LI X, 2020. Documentation status, gender, and health selection of immigrants: Evidence from Mexican-US migration [J]. Population, space and place, 26 (7): e2333.

LUBBERS M, GIJSBERTS M, 2019. Changes in Self-Rated Health Right After Immigration: A Panel Study of Economic, Social, Cultural, and Emotional Explanations of Self-Rated Health Among Immigrants in the Netherlands [J]. Frontiers in sociology, 6 (4): 45.

MACKENBACH J P, STIRBU I, ROSKAM A J, et al., 2008. Socioeconomic inequalities in health in 22 European countries [J]. The New England journal of medicine, 358 (23): 2468-2481.

MALMUSI D, PALÈNCIA L, IKRAM U Z, et al., 2017. Inequalities by immigrant status in depressive symptoms in Europe: the role of integration policy regimes [J]. Social psychiatry and psychiatric epidemiology, 52: 391-398.

MANGYO E, 2008. The effect of water accessibility on child health in China [J]. Journal of health economics, 27 (5): 1343-1356.

MARKIDES K S, COREIL J. The health of Hispanics in the southwestern United States: an epidemiologic paradox [J]. Public health report, 1986, 101 (3): 253-265.

MARMOT M G, SYME S L, 1976. Acculturation and coronary heart disease in Japanese-Americans. American journal of epidemiology, 104 (3): 225-247.

MASSEY D S, ARANGO J, HUGO G, et al., 1993. Theories of International Migration: A Review and Appraisal [J]. Population and development review, 19 (3): 431-466.

MASTEN, A, 2011. Resilience in children threatened by extreme adversity: Frameworks for research, practice, and translational synergy [J]. Development and psychopathology, 23 (2): 493-506.

MASTERSON CREBER R M, SMEETH L, GILMAN R H, et al., 2010. Physical activity and cardiovascular risk factors among rural and urban groups and rural-tourban migrants in Peru: a cross-sectional study [J]. Revista Panamericana de Salud Pública, 28 (1): 1-8.

MAXIMOVA K, O' LOUGHLIN J, GRAY-DONALD K, 2011. Healthy weight advantage lost in one generation among immigrant elementary schoolchildren in multi - ethnic, disadvantaged, inner - city neighborhoods in Montreal, Canada [J]. Annals of epidemiology, 21 (4): 238-244.

MAYER K U, 2009. New Directions in Life Course Research [J]. Annual review of sociology, 35: 413-433.

MCEWEN B S, 1998. Stress, adaptation, and disease. Allostasis and allostatic load [J]. Annals of the New York academy of sciences journal, 840: 33-44.

MCEWEN B S, 2008. Central effects of stress hormones in health and disease: Understanding the protective and damaging effects of stress and stress mediators [J]. European journal of pharmacology, 583 (2-3): 174-185.

MCGINNIS J M, FOEGE W H, 1993. Actual causes of death in the United States [J]. Journal of the American medical association, 270: 2207-2212.

MCPHERSON M, SMITH-LOVIN L, COOK J M, 2001. Birds of a Feather: Homophily in Social Networks [J]. Annual review of sociology, 27: 415-444.

MENG X, XUE S, 2020. Social networks and mental health outcomes: Chinese rural-urban migrant experience [J]. Journal of population economics, 33: 155-195.

MERTON R K, 1968. The Matthew Effect in Science [J]. Science, 159 (3810): 56-63.

MIAO S, XIAO Y, 2020. Does acculturation really matter for internal migrants' health? Evidence from eight cities in China [J]. Social science & medicine, 260: 113210.

MOORE M, GOULD P, KEARY B S, 2003. Global urbanization and impact on health [J]. International journal of hygiene and environmental health, 206 (4-5): 269-278.

MOSSAKOWSKI K N, 2007. Are immigrants healthier? The case of depression among Filipino Americans [J]. Social psychology quarterly, 70 (3): 290-304.

MOUSAID S, DE MOORTEL D, MALMUSI D, et al., 2016. New perspectives on occupational health and safety in immigrant populations: studying the intersection between immigrant background and gender [J]. Ethnicity & health, 21 (3): 251-67.

MOYCE S C, SCHENKER M, 2018. Migrant workers and their occupational health and safety [J]. Annual review of public health, 39: 351-365.

MURRAY C J L, CHEN L C, 1992. Understanding Morbidity Change [J]. Population and development review, 18 (3): 481-503.

MUSZALIK M, DIJKSTRA A, KEDZIORA-KORNATOWSKA K, et al., 2011. Independence of elderly patients with arterial hypertension in fulfilling their needs, in the aspect of functional assessment and quality of life (QoL) [J]. Archives of gerontology and geriatrics, 52 (3): e204-e209.

NAUMAN E, VANLANDINGHAM M, ANGLEWICZ P, et al., 2015. Rural-to-Urban Migration and Changes in Health Among Young Adults in Thailand [J]. Demography, 52 (1): 233-257.

NEWBOLD K B, 2005. Health status and health care of immigrants in Canada: a longitudinal analysis [J]. Journal of health services research & policy, 10 (2): 77-83.

PALINKAS L A, PICKWELL S M, 1995. Acculturation as a risk factor for chronic disease among Cambodian refugees in the United States [J]. Social science & medicine, 40 (12): 1643-1653.

PALLONI A, ARIAS E, 2004. Paradox lost: explaining the Hispanic adult mortality advantage [J]. Demography, 41 (3): 385-415.

PORTES A, RUMBAUT R, 1996. Immigrant America: A Portrait, Updated, and Expanded [M]. Berkeley: University of California Press.

PUTNAM R, 2001. Social capital: Measurement and consequences [J]. Canadian journal of policy research, 2 (1): 41-51.

RAVENSTEIN E G, 1885. The Laws of Migration [J]. Journal of the Statistical society of London, 48 (2): 167-235.

RAZUM O, TWARDELLA D, 2002. Time travel with Oliver Twist-towards an explanation foa a paradoxically low mortality among recent immigrants [J]. Tropical medicine & international health, 7 (1): 4-10.

READ J G, REYNOLDS M M, 2012. Gender differences in immigrant health: the case of Mexican and Middle Eastern immigrants [J]. Journal of health and social behavior, 53 (1): 99-123.

REDFIELD R, LINTON R, HERSKOVITS M J, 1936. Memorandum for the Study of Acculturation [J]. American anthropologist, 38 (1): 149-152.

REISS K, BRECKENKAMP J, BORDE T, et al., 2015. Smoking during pregnancy among Turkish immigrants in Germany-are there associations with ac-culturation? [J]. Nicotine & tobacco research, 17 (6): 643-652.

REUS-PONS M, MULDER C H, KIBELE E U B, et al., 2018. Differences in the health transition patterns of migrants and non-migrants aged 50 and older in southern and western Europe (2004—2015) [J]. BMC medicine, 16: 57.

REYES A M, GARCIA M A, 2020. Gender and Age of Migration Differ-ences in Mortality Among Older Mexican Americans [J]. Journals of gerontology. Series B: psychological sciences and social sciences, 75 (8): 1707-1718.

RILEY M W, JOHNSON M E, FONER A, 1972. Aging and society, Vol-ume 3: A sociology of age stratification [M]. New York: Russell Sage.

RIOSMENA F, KUHN R, JOCHEM W C, 2017. Explaining the immigrant health advantage: Selfselection and protection in health-related factors among five major national-origin immigrant groups in the United States [J]. Demogra-phy, 54: 175-200.

ROGERS A, RAQUILLET R, CASTRO L J, 1978. Model Migration Sched-ules and Their Applications [J]. Environment and planning A: Economy and space, 10 (5): 475-502.

ROSE R, 2000. How Much Does Social Capital Add to Individual Health? A Survey Study of Russians [J]. Social science & medicine, 51 (9): 1421-1435.

RUTTER M, 2001. Family and school influences on cognitive development [J]. Journal of child psychology and psychiatry, 26: 683-704.

RYDER N B, 1965. The cohort as a concept in the study of social change [J]. American sociological review, 30: 843-861.

SCHULTZ T P, 1961. Investment in Human Capital [J]. American eco-nomic review, 51 (1): 1-17.

SENIK C, 2014. Why Are the French so Unhappy? The Cultural Dimension of Happiness [J]. Journal of economic behavior and organization, 106: 379-401.

SHI X, 2022. Moving out but not for the better: Health consequences of in-terprovincial rural-urban migration in China [J]. Health economics, 31 (4): 555-573.

SINGH R D, ANAYETEI S, 1966. Information gathering, prior migration and the land factor in family migration decisions: some evidence from western sub-Sahara African region [J]. The Indian economic journal, 44 (4): 77-91.

SINNERBRINK I, SILOVE D, FIELD A, et al., 1997. Compounding of Pre-migration Trauma and Post-Migration Stress in Asylum Seekers [J]. Journal of psychology, 131: 463-470.

SMITH J P, GOLDMAN D, 2010. Can patient self-management explain the health gradient? Goldman and Smith (2002) revisited: A response to Maitra [J]. Social science & medicine, 70 (6): 813-815.

SONG Y, SUN W, 2016. Health Consequences of Rural-to-Urban Migration: Evidence from Panel Data in China [J]. Health economics, 25 (10): 1252-1267.

STARK O, TAYLOR J E, 1989. Relative Deprivation and International Migration [J]. Demography, 26 (1): 1-14.

STILLMAN S, MCKENZIE D, GIBSON J, 2009. Migration and mental health: Evidence from a natural experiment [J]. Journal of health economics, 28 (3): 677-687.

SUCHMAN E A, STREIB G F, PHILLIPS B S, 1958. An Analysis of the Validity of Health Questionnaires [J]. Social force, 36 (3): 223-232.

SUN N, YANG F, 2021. Impacts of internal migration experience on health among middle-aged and older adults-Evidence from China [J]. Social science & medicine, 284: 114236.

SYSE A, STRAND B H, NAESS O, et al., 2016. Differences in all-cause mortality: a comparison between immigrants and the host population in Norway 1990-2012 [J]. Demographic research, 34 (22): 615-656.

TODARO M P, 1969. A Model for Labor Migration and Urban Unemployment in Less Developed Countries [J]. American economic review, 59 (1): 138-148.

TODARO M P, 1980. Internal Migration in Developing Countries: A Survey [M]. Cambridge: National Bureau of Economic Research.

TREAS J, MAZUMDAR S, 2002. Older People in America' s Immigrant Families: Dilemmas of Dependence, Integration, and Isolation [J]. Journal of aging studies, 16: 243-258.

TURRA C M, ELO I T, 2008. The Impact of Salmon Bias on the Hispanic

Mortality Advantage: New Evidence from Social Security Data [J]. Population research & policy review, 27 (5): 515-530.

VAIDYA V, PARTHA G, KARMAKAR M, 2012. Gender differences in utilization of preventive care services in the United States [J]. Journal of Women's Health, 21 (2): 140-145.

VARADHARAJAN K S, THOMAS T, RAJARAMAN D, et al., 2013. Overweight and obesity among internal migrants in India [J]. Asia pacific journal of clinical nutrition, 22: 416-425.

VIRUPAKSHA H G, KUMAR A, NIRMALA B P, 2014. Migration and mental health: An interface [J]. Journal of natural science, biology, and medicine, 5 (2): 233-239.

WALLACE M, KHLAT M, GUILLOT M, 2019. Mortality advantage among migrants according to duration of stay in France, 2004-2014 [J]. BMC Public Health, 19: 327.

WANG L, MESMAN J, 2105. Child Development in the Face of Rural-to-Urban Migration in China: A Meta-Analytic Review [J]. Perspectives on psychological science, 10 (6): 813-831.

XIANG B, 2004. Migration and health in China: problems, obstacles and solutions [M]. Singapore: Asian MetaCentre.

XIE J, LIAO J, ZHANG J, et al., 2020. Association between rural-to-urban migration and the cognitive aging trajectories of older Chinese adults: results from a prospective cohort analysis [J]. BMC Geriatrics, 20: 360.

XU H, DUPRE M E, GU D, et al., 2017. The impact of residential status on cognitive decline among older adults in China: results from a longitudinal study [J]. BMC Geriatr, 17: 107.

YUE Z, LI S, JIN X, et al., 2013. The Role of Social Networks in the Integration of Chinese Rural-Urban Migrants: A Migrant-Resident Tie Perspective [J]. Urban studies, 50 (9): 1704-1723.

ZHANG L, CHOW E P, JAHN H J, et al., 2013. High HIV prevalence and risk of infection among rural-to-urban migrants in various migration stages in China: a systematic review and meta-analysis [J]. Sexually transmitted diseases, 40 (2): 136e47.

ZHAO Y, 1999. Leaving the countryside: Rural-to-urban migration decisions in China [J]. American economic review, 89 (2): 281-286.

ZHENG S, KAHN M E, 2013. Understanding China's urban pollution dynamics [J]. Journal of economic literature, 51: 731-772.

ZHENG X, ZHANG Y, CHEN Y, et al., 2022. Internal Migration Experience and Depressive Symptoms among Middle-Aged and Older Adults: Evidence from China [J]. International journal of environmental research and public health, 19 (1): 303.